◆ 不思議な「心」のメカニズムが一目でわかる ◆

大学生の発達障害

監修
佐々木正美 児童精神科医
梅永雄二 早稲田大学教育・総合科学学術院教授

kokoro library
こころライブラリー イラスト版

講談社

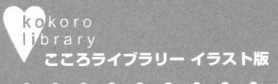

まえがき

今日わが国では、全国ほぼすべての大学に、アスペルガー症候群やAD／HDなど高機能の発達障害スペクトラムの学生が、在籍していると考えられています。学生の苦悩や努力は大変なものがありますが、大学の側でも従来になく、教育上の多様な協力や工夫が試みられています。

私の大学でも同じで、何人もの発達障害の学生に対して、全学的に教職員が協調しあって、在学中はもとより卒業後も視野に入れて、さまざまな教育的配慮をしています。

発達障害の学生は、本質的には理解者のなかでしか、安定した適応ができません。どんなに高機能であっても、家庭では家族に、学内では教職員や学生仲間に、理解され受容されていなければ、けっして安定した生活や学習はできないのです。その理解と協力の程度に応じて、適応の度合いが決まるといっても、まったく過言ではありません。それが卒業後になると、次は職場や地域社会で接する人々の理解が、不可欠ということになります。

発達障害の学生や人々は、発達が単純に遅れているというものではありません。発達の様相が一般平均的な人とは異なっているのです。単純にいいますと、優れている側面と劣っているところが、モザイクのように入り混じっているのです。一般平均的な学生より、はるかに優れた機能や能力をもっていても、それを学内や社会で、自分の力だけでは発揮していけないのがふつうです。

彼らをとりまく周囲の人たちが、学生にどのような努力を求めながら、どのように理解や協力をするのがよいか、当事者、家族、大学関係者のめざすべき役割や努力の方向を、本書は実践者の協力や提言を多く参考にしながら、具体的にまとめたものです。

児童精神科医
佐々木正美

大学生の発達障害 もくじ

2 勉強面では、なにに困っているのか……35

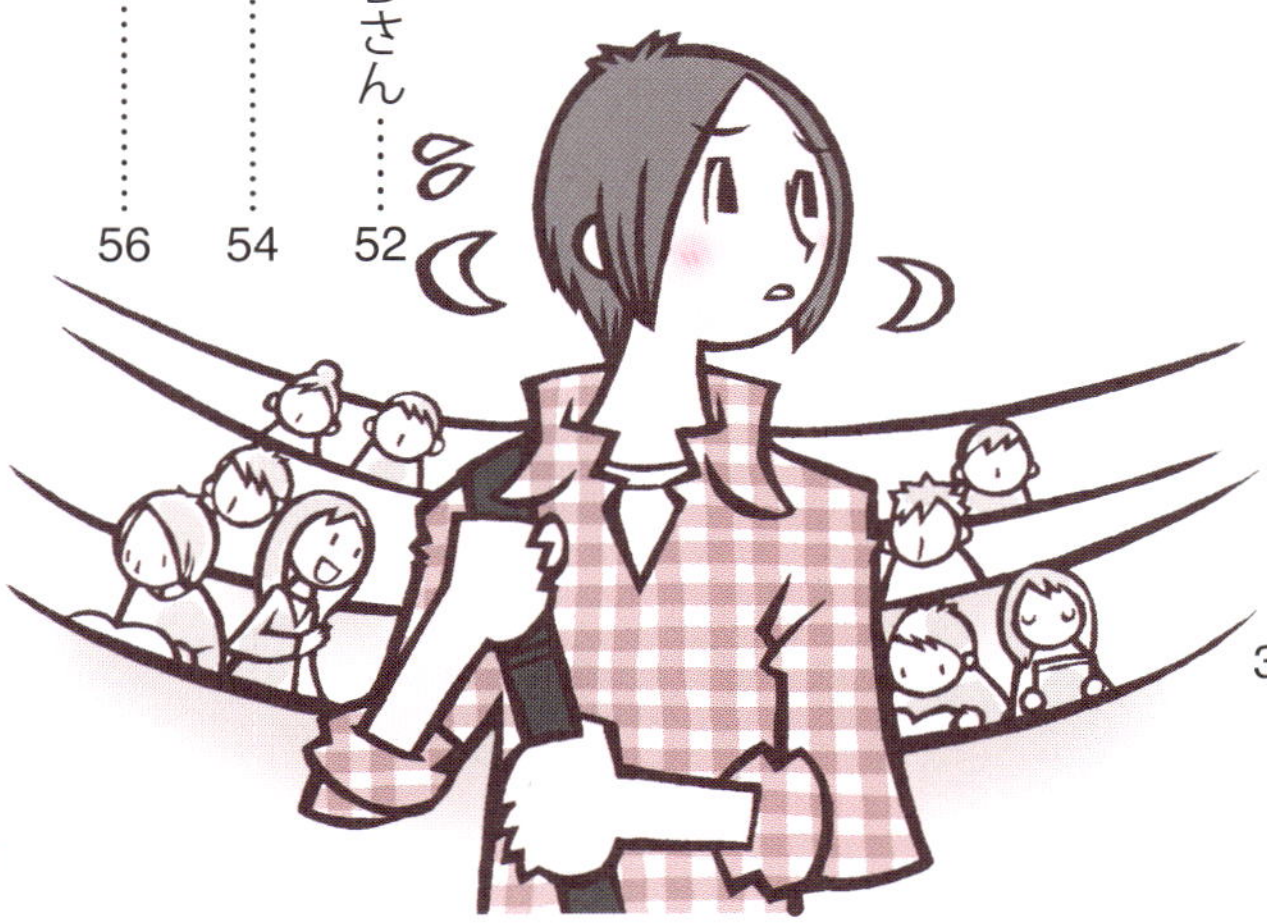

1.
2.
3.
4.

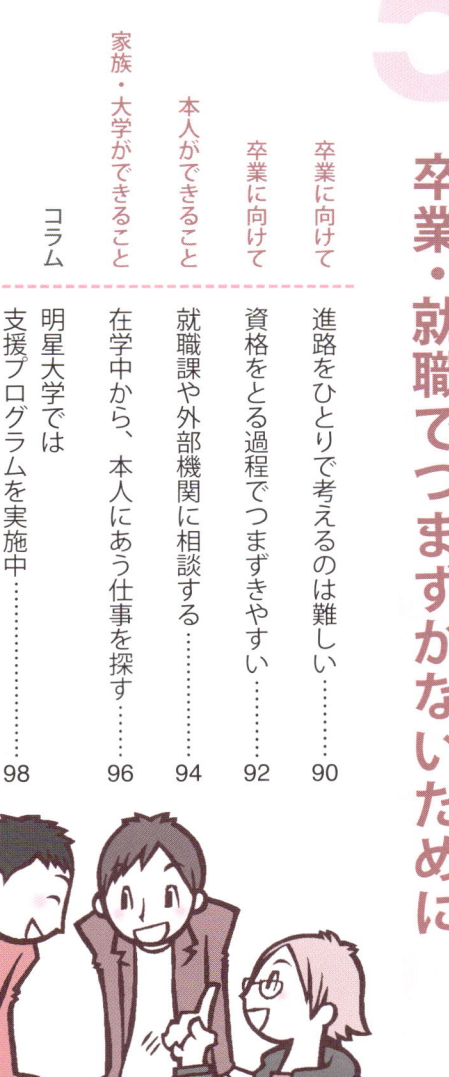

5 卒業・就職でつまずかないために 89

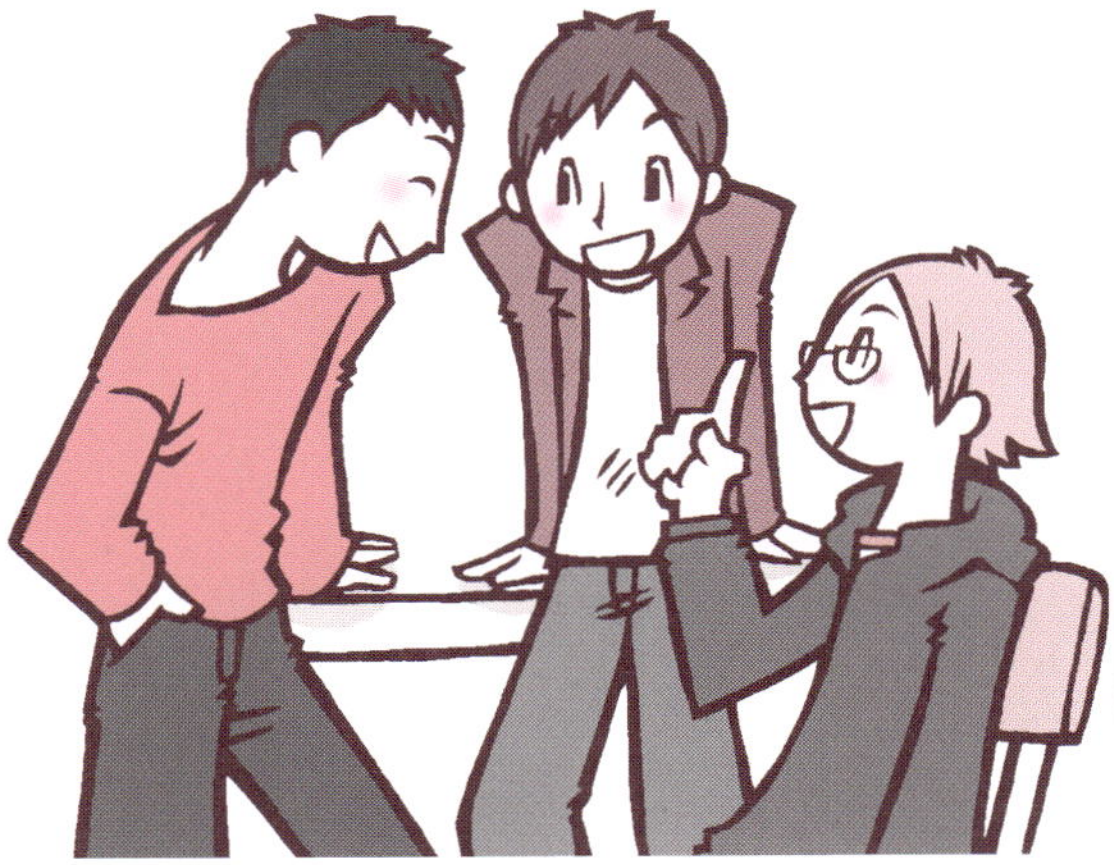

大学生の発達障害

退学せず、無事に卒業するためには

1

発達障害がある人は、一般に読み書きやコミュニケーションなどが苦手です。しかし、大変な努力でその困難を乗り越え、学生生活を送っています。大学まで進学する人も、けっして少なくありません。

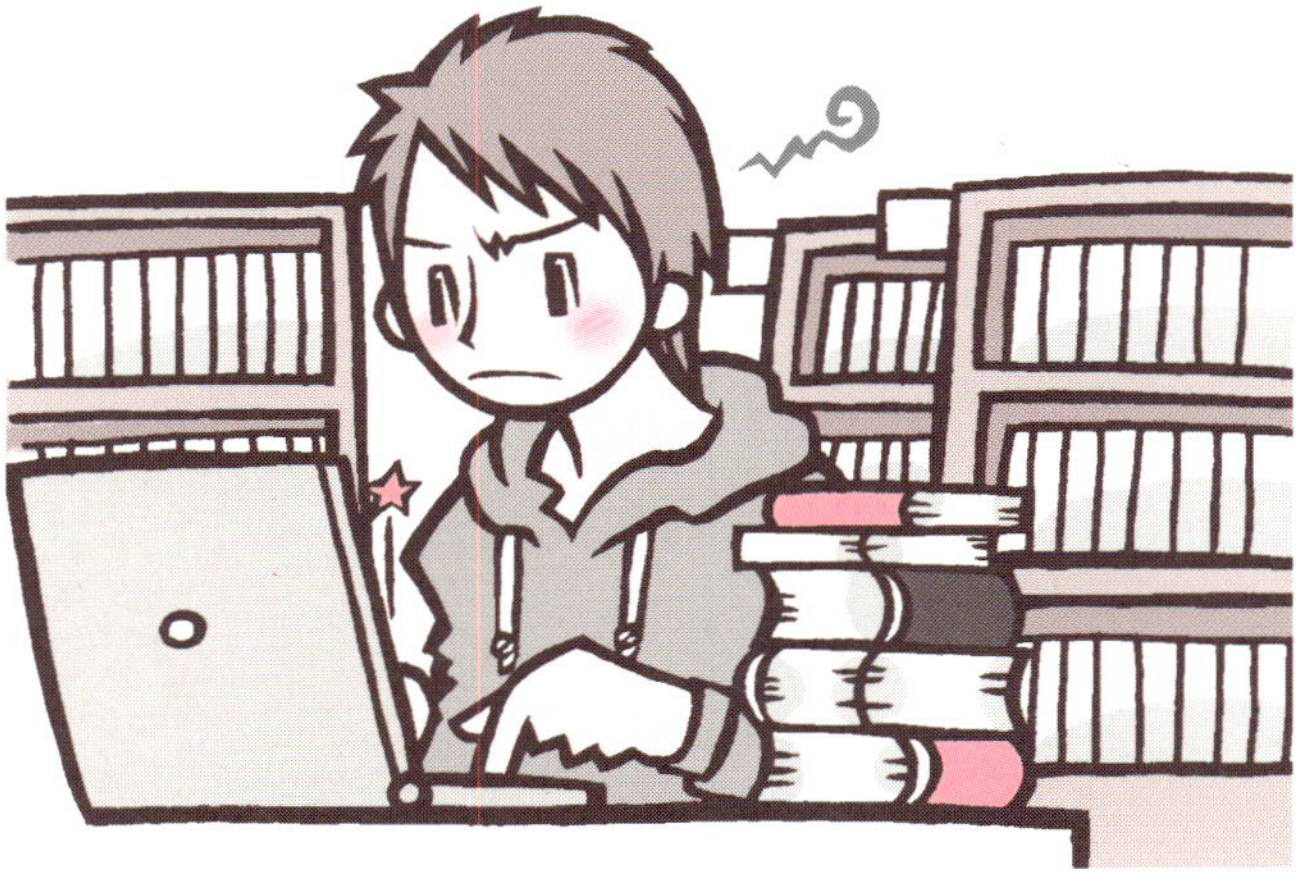

発達障害がある学生は、孤立しがち。人間関係に悩んで退学する人もいる。大学生活をひとりで切り抜けて、就職してから対人関係に苦しむ場合も。大学生活でライフスキルを身につけておきたい

レポートをひとつ書き上げるのにも苦労する。しかし、パソコンを常に持ち歩くなど、自分なりに工夫して克服している

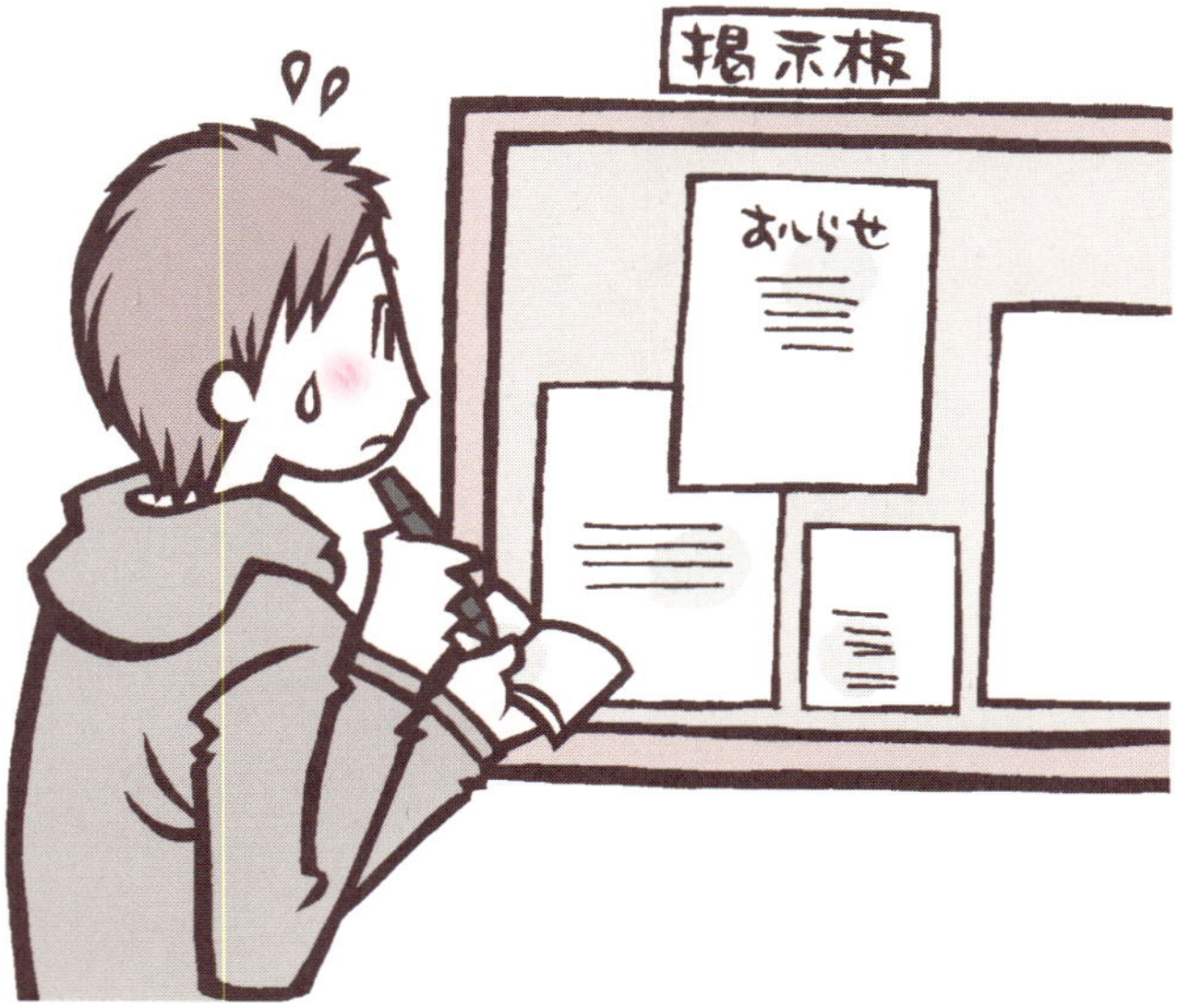

2

大学では、授業の選択にも、学外での生活にも、本人の主体性が強く求められます。そのとき、発達障害がある学生は独特の行動をとって、周囲の学生と衝突したり、教職員を困惑させてしまう場合があります。

課題の提出日を忘れがちで、何度も掲示板をチェックする。協力してくれる友達がいないため、苦労している

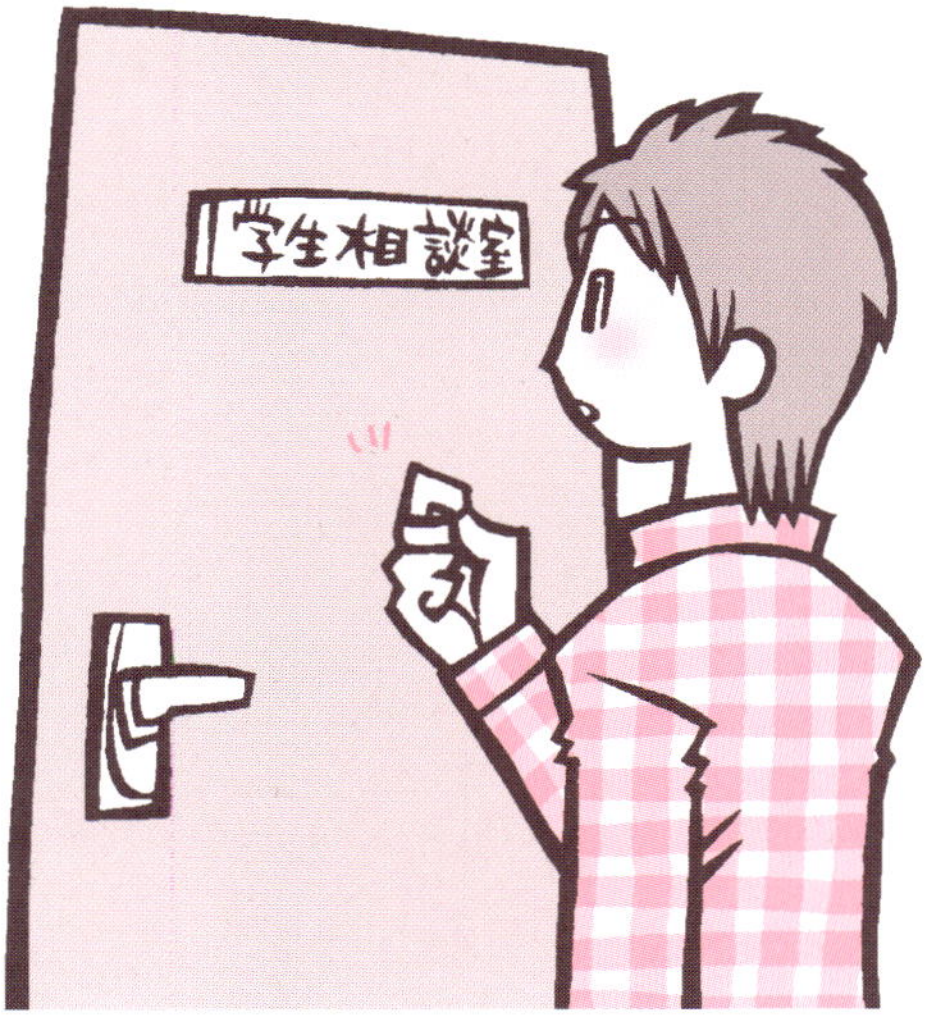

学生相談室などの相談窓口に悩みを伝えることで、解決策がみえてくる。ひとりで考えず、悩みを外に出す

3

本人もまわりの人たちも、発達障害の特性を、正しく理解する必要があります。すべては理解されることからはじまります。特性を知り、それにそって大学生活、そしてそのあとの社会での生活を、考えていくのです。

ひとりで悩まず、誰かとつながることが大切。話しやすい相談相手や友達に支援を求める。人を頼れるのは、社会に出てからも役立つこと

4

最近では大学でも発達障害支援がおこなわれはじめていますが、一般にはまだ小・中学校ほど充実していません。支援を必要とするならば、本人や家族が自分から動いて、求めなければならないのが、現実です。

5

学内の相談窓口を利用したり、同級生に協力を求めたりすると、大学生活が楽になります。そうして周囲の人たちとつながりながら、ゆっくり時間をかけて、自分のライフスタイルを考えていきましょう。

卒業までの間に、自分の発達障害への理解を深めながら、ライフスキルを身につけていきましょう。そのためには家族や友人、大学教職員の力を借りることも必要です。

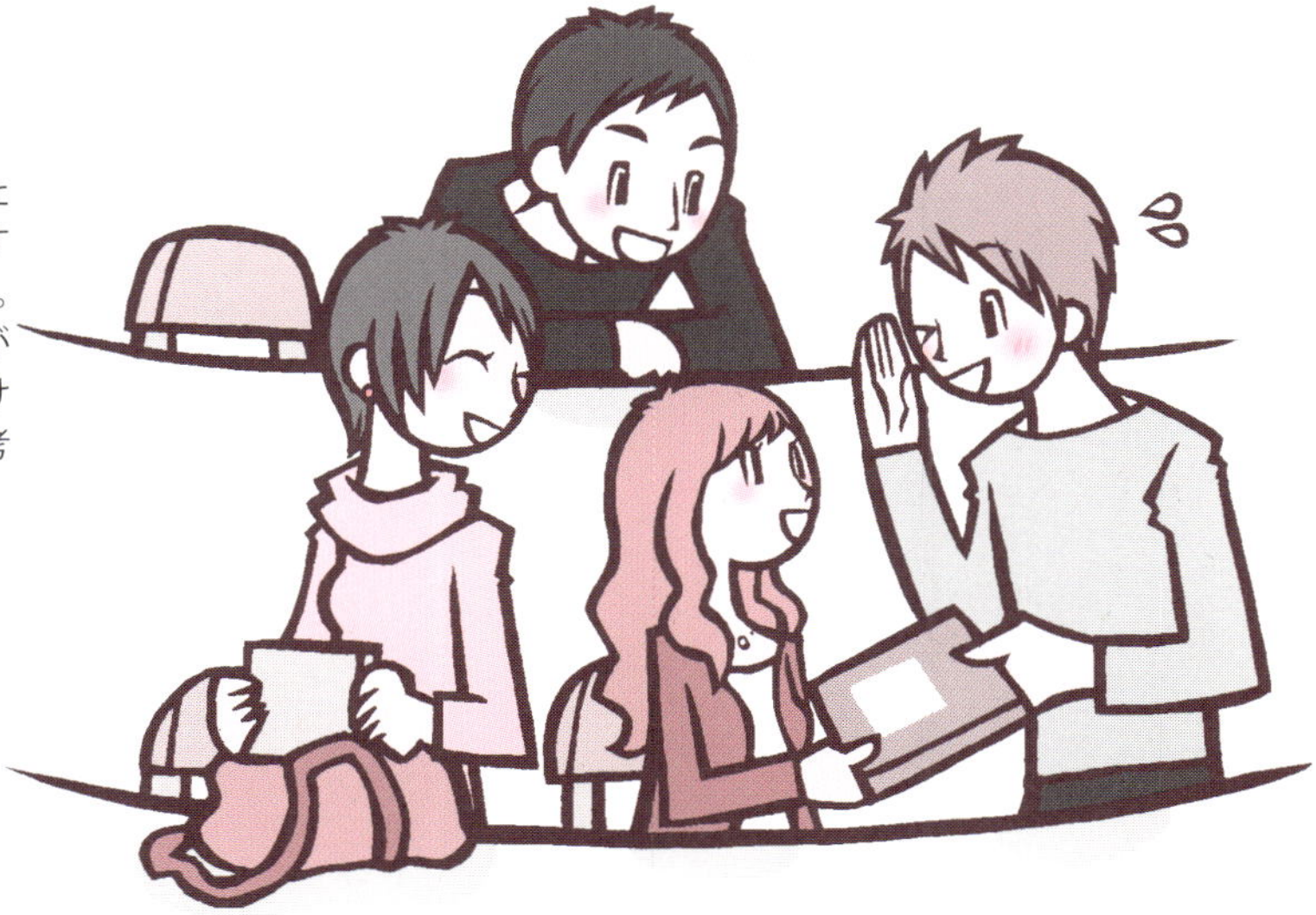

まわりの学生とも、できる範囲で付き合っていく。ノートの貸し借りなどができれば、大学生活が楽になる

大学生の発達障害

支援はまだはじまったばかり

320万人を調査

2007年5月に国立特別支援教育総合研究所が、全国1230校の大学・短期大学・高等専門学校を調査しました。323万5641人の学生について、障害の支援状況を確認しています。

発達障害がある学生の人数

学生全体 323万5641人
障害がある学生 5404人
（そのうち発達障害がある学生 178人）

わずか0.005%

発達障害がある学生は178人在籍していました。全体の約0.005%です。診断書がある学生が調査対象であり、実態よりも人数が少ない可能性があります。

実施されている支援

実技・実習への配慮　14校

注意事項などを文書で伝達　10校

教室内の座席への配慮　8校

試験時間の延長、
別室受験　6校

解答方法への配慮　6校

そのほか、ノートの提供やパソコンの持ちこみ許可などがおこなわれている

支援がまだ少ない

発達障害がある大学生への支援は、はじまったばかりです。調査によると、学習面で配慮が実施されています。支援は今後、増えていくことが予想されています。

小・中学校では6.3%

2002年に文部科学省が全国の小・中学校を調査した結果では、割合が異なります。発達障害のある児童・生徒が、通常学級に6.3%在籍していました。なお、どちらの調査も、知的障害をともなわない発達障害について調べた結果です。

発達障害に気づかれていない大学生がいる！

『共同研究　研究報告書　高等教育機関における発達障害のある学生に対する支援に関する研究　—評価の試みと教職員への啓発—（平成19年度－平成20年度）』（独立行政法人国立特別支援教育総合研究所）より

1 悩みをじょうずに相談できない

発達障害がある人は、悩みを人に伝えることが苦手です。
順序立てて話をするのが苦手な人や、
気持ちをうまく整理できない人などがいます。
彼らは悩んでいても、それを人にじょうずに相談できません。
彼らには「困ったら相談しなさい」と指示するだけでなく、
相談すること自体への支援も、必要なのです。

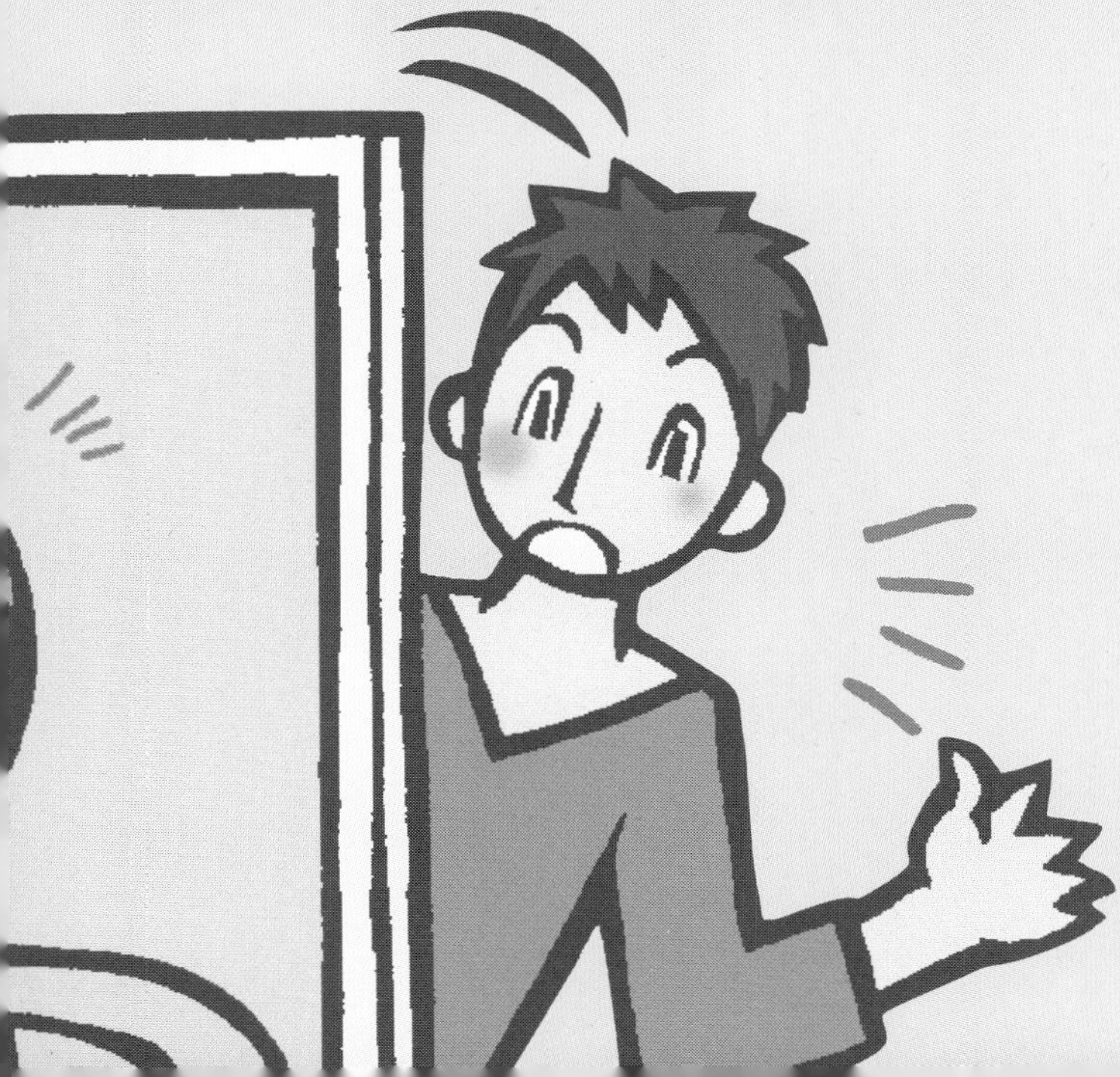

発達障害とは

脳機能障害による、行動や思考のかたより

発達障害とは、脳機能の特異性ともいうべき障害による行動や思考のかたよりが、生活上の問題になることです。

先天的な脳の障害

発達障害は、生まれながらに存在する、脳機能の障害です。それ自体は、消すことができません。ただし、優れている機能と劣っているところが混在しているのですから、理解と支援によって、生活上の問題にならないようにすることができます。

脳機能の障害

脳のネットワーク全体に、なんらかの障害があり、行動や思考に独特のかたよりが生じる

↓

理解も支援も不足している

↓

生活上の問題が出てくる

→ 発達障害と診断される

理解があり、支援もある

↓

社会生活に適応できる

→ 脳機能の障害はあるが、発達障害と診断されない

行動の「特性」であって、「障害」ではない

脳機能の障害によって生じるのは、独特の行動特性です。行動や思考にかたよりが生じます。

ただ、その特性は必ずしも劣っていたり問題になるとはかぎりません。正しい理解と支援を得れば、行動や思考が多少かたよっていても、問題なく暮らせます。

つまり、発達障害は本来、特性であって、障害ではないのです。障害となるのは、正しい理解が不足した場合です。本人とまわりの人が、特性を理解することがなにより大切です。

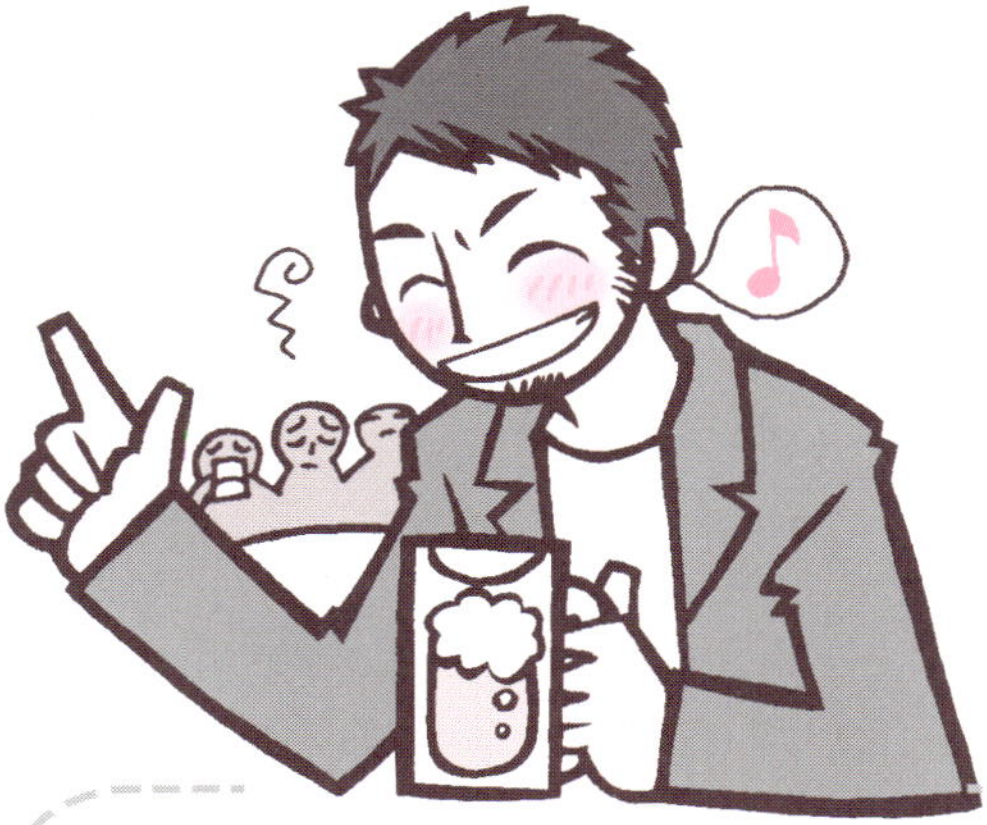

発達障害の全体像

発達障害にはいくつかの種類があります。ただし、種類ごとにはっきり分かれるわけではなく、数種が重複する場合もあります。種類にとらわれずに、悩みの内容に目を向けて対応しましょう。

会食や飲み会で、自分の趣味のことを延々と話し続ける。空気が読めない

自閉症・アスペルガー症候群

ほかの人と協調して行動するのが苦手。知的障害や言語発達の程度によって自閉症、アスペルガー症候群などに分かれるが、明確な境界線はなく、自閉症スペクトラム（連続体）と総称される

- コミュニケーションが苦手。字義通りに理解しがち
- 社会性に乏しい。まわりに行動をあわせられない
- 想像力が弱い。教わったことの応用や変更が不得意

AD/HD

注意欠陥／多動性障害。落ち着きがないことが特徴。大学生では、多動性は目立たなくなる場合が多い

- 多動性。授業中に立ち歩くなど、極端に活動的
- 衝動性。行動も発言も、よく考える前にしてしまう
- 不注意。注意力が散漫で、忘れ物やミスが多い

LD

学習障害。特定の教科や課題を、極端に苦手とする。大学生では、パソコンを使うなどして、克服している人もいる

- 読むのが苦手。一行読み飛ばしたりする
- 書くのが苦手。ひらがなや漢字などを書き間違える
- 計算が不得意。年齢相応の問題が解けない

体の動きがぎこちないこと、触覚や聴覚が過敏であることなども、発達障害の特徴

本人は、特性をなかなか自覚できない

特性が生活に影響して困っているのに、本人も家族も発達障害に気づいていない場合があります。問題の原因は別にあると考えているのです。

発達障害だと思っていない

発達障害の特性は、見方によっては、本人の性格の問題のようにみえます。本人でさえ、特異だと思っていない場合があるのです。

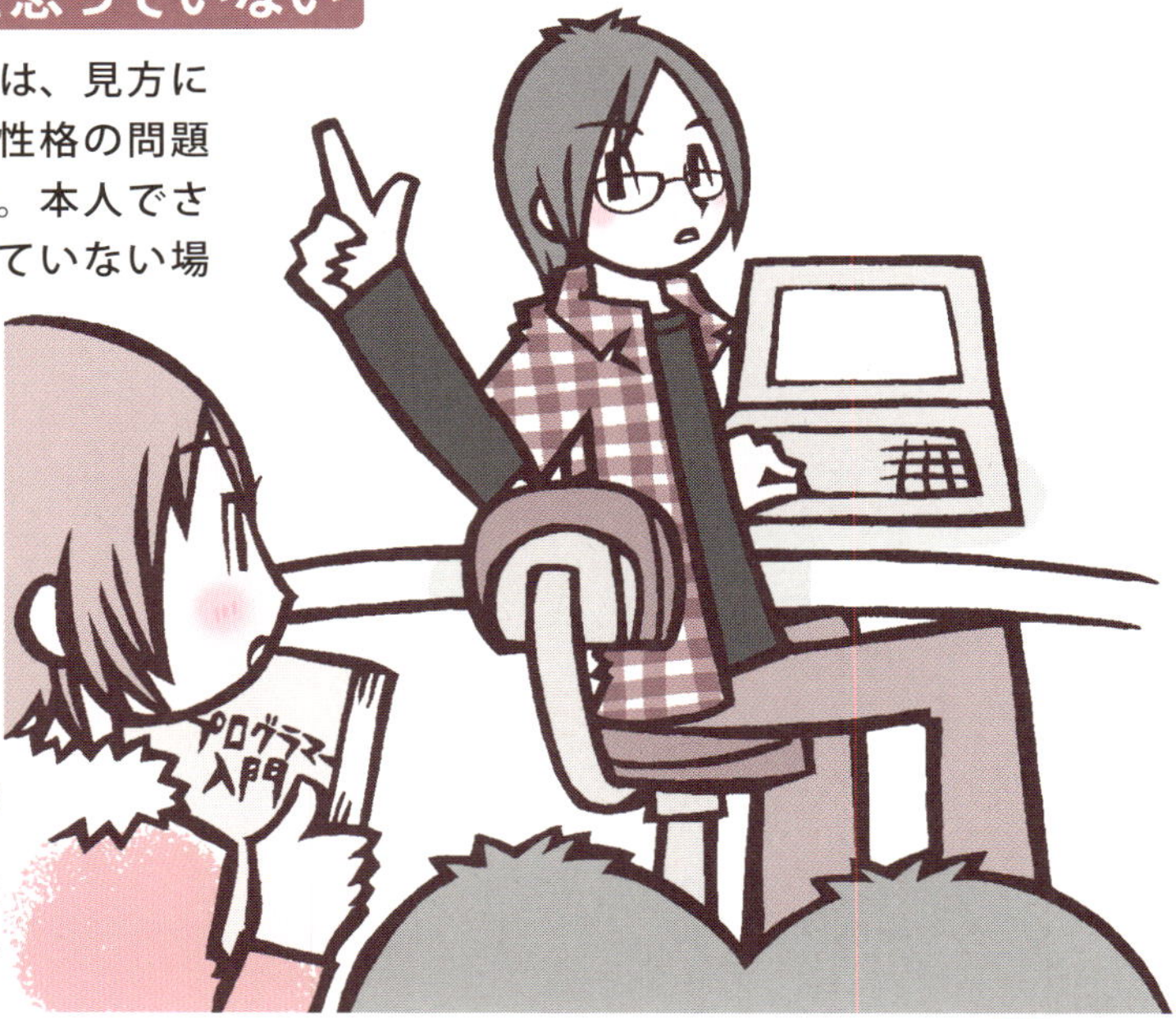

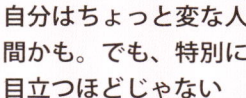

パソコンの知識が豊富で、一目置かれている。ただ、それが嫌味になって、人にさけられることがある

本人の気持ち

自分はちょっと変な人間かも。でも、特別に目立つほどじゃない

会話を人にあわせるのが苦手だけど、自分だけが特別なわけじゃない

いつも正しい行動を心がけている。言動に問題はない

ほかの人にだって欠点がある。みんなも同じように努力している

自分には人より優れているところもある。自分はふつうだ

人に言われなければ特性に気づかない

高校生や大学生で、発達障害の特性に自分で気づく人は、あまり多くありません。

うまくいかないことがあっても、原因は自分の性格や家族のせいだと考えがちです。そして、問題を自分の力で解決しようとして、がんばりすぎてしまいます。

家族や大学職員が、本人の悩みに気づいて、積極的に声をかけなければ、発達障害が見過ごされるおそれがあります。

別の問題だと思っている

本人は、会話や勉強がうまくいかないことを「なにかおかしい」と思っているものです。ただ、それが発達障害だと気づいていないのです。

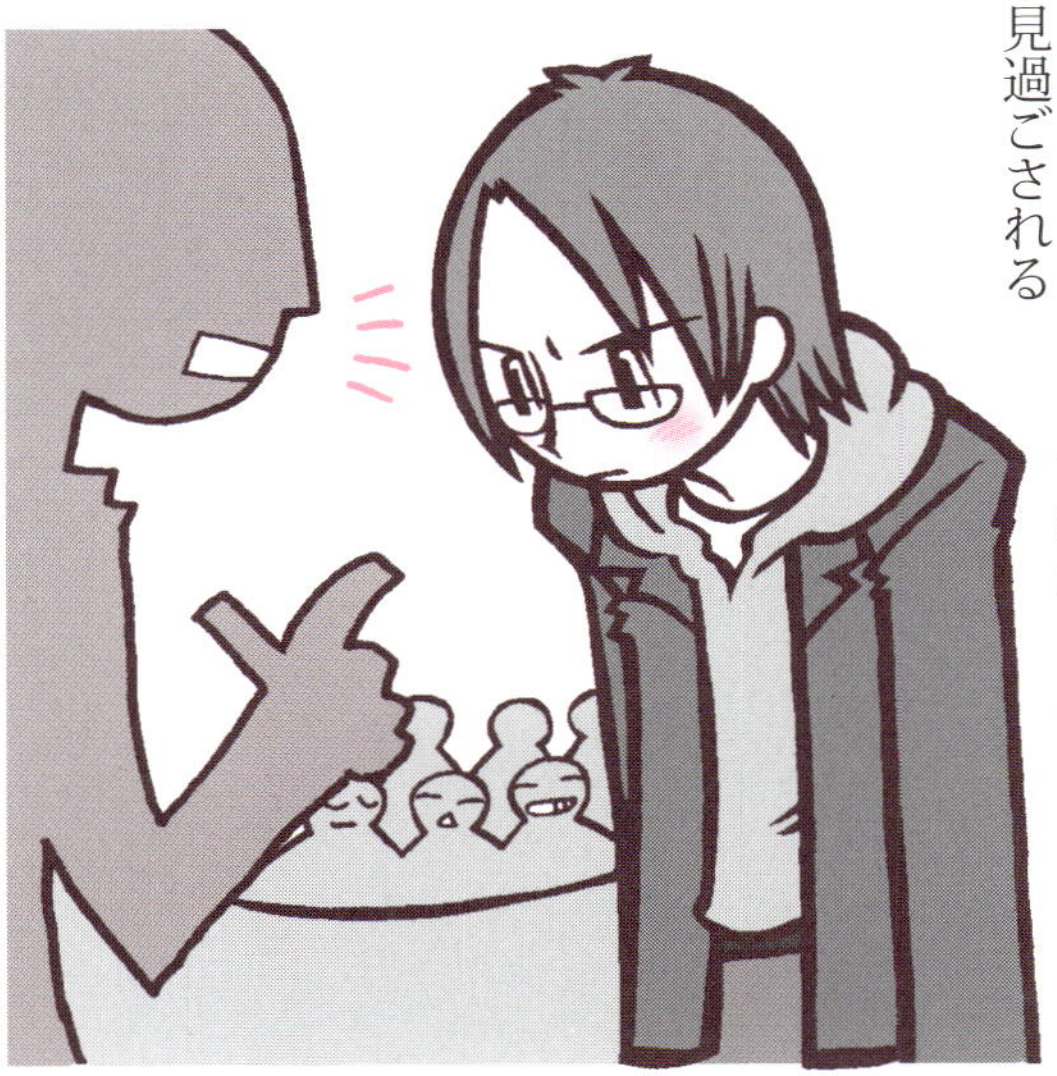

ゼミの授業に遅刻。自分が発表する日で、同級生に迷惑をかけ、ひんしゅくをかってしまった。担当教員からも叱られた

ただ、大学に入ってからは失敗が多い。自己嫌悪に陥る

人から責められるのもつらい。そんなにダメなんだろうか

きっと、自分は性格が悪いんだ。親の育て方が悪かったのかもしれない

特性に気づかず、自分の性格や家族のせいだと考えている。特性を理解すれば対処ができる。支援が必要！

大学職員からひとこと

発達障害がある学生は、自分がトラブルの原因となっていても、その状況に対して無自覚な場合があります。特性を自覚していなければ、そうなるのも仕方ありません。

その状況で、本人が自主的に相談室にくるのを待っていては、対応が遅れる可能性も。私は気になる学生がいたら、まずは雑談からでも、話しかけるようにしています。

人に相談しないで、孤立してしまう

特性を自覚できていない場合、問題があっても、それを人に相談しません。自分で解決しようとして、孤立していきます。

相談が必要だと気づかない

大学生活を送るなかで、たびたび問題が生じているのに、それは自分の性格のせいだと考え、ひとりでがんばろうとします。

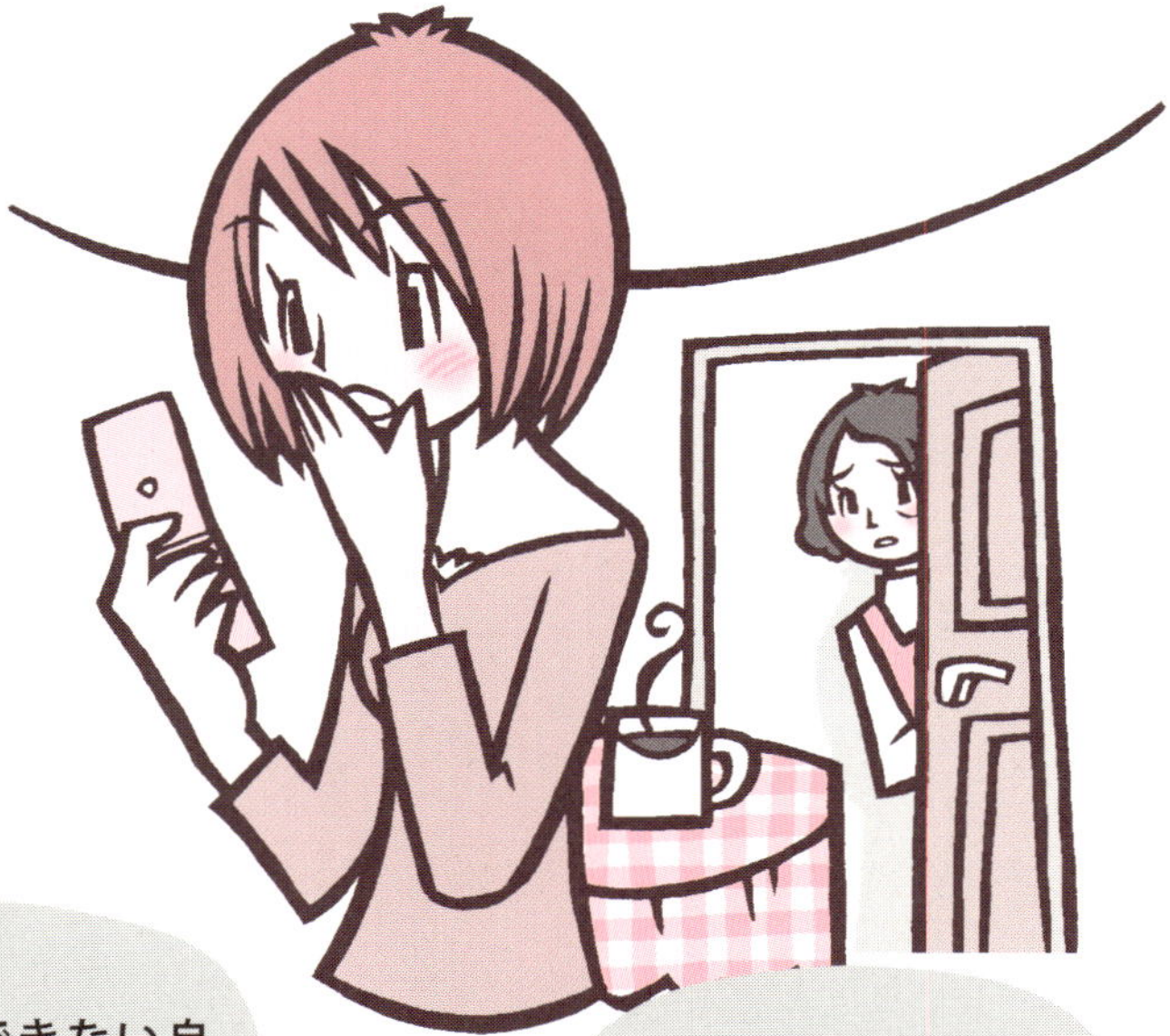

絶対に受けなくてはいけないテストの日なのに、それに気づかず、自宅でのんびり。友達からメールで知らせがきて、驚いた

本人の気持ち

きちんとできない自分が悪い。いい加減な性格。自分が嫌になる

それとも、親がこんなふうに育てたのかな。親もいい加減だから

友達も、もっと早く教えてくれればいいのに。気がきかない

テストを忘れるのなんて、よくあること。気にしすぎかも

同じような失敗が多いけど、わざわざ人に相談することじゃない

気づいてもうまく相談できない

ひとりでは解決できないと気づいても、その悩みを人にうまく伝えられません。人に相談しようとせず、インターネットで調べて対処しようとする学生もいます。それも孤立の原因になります。

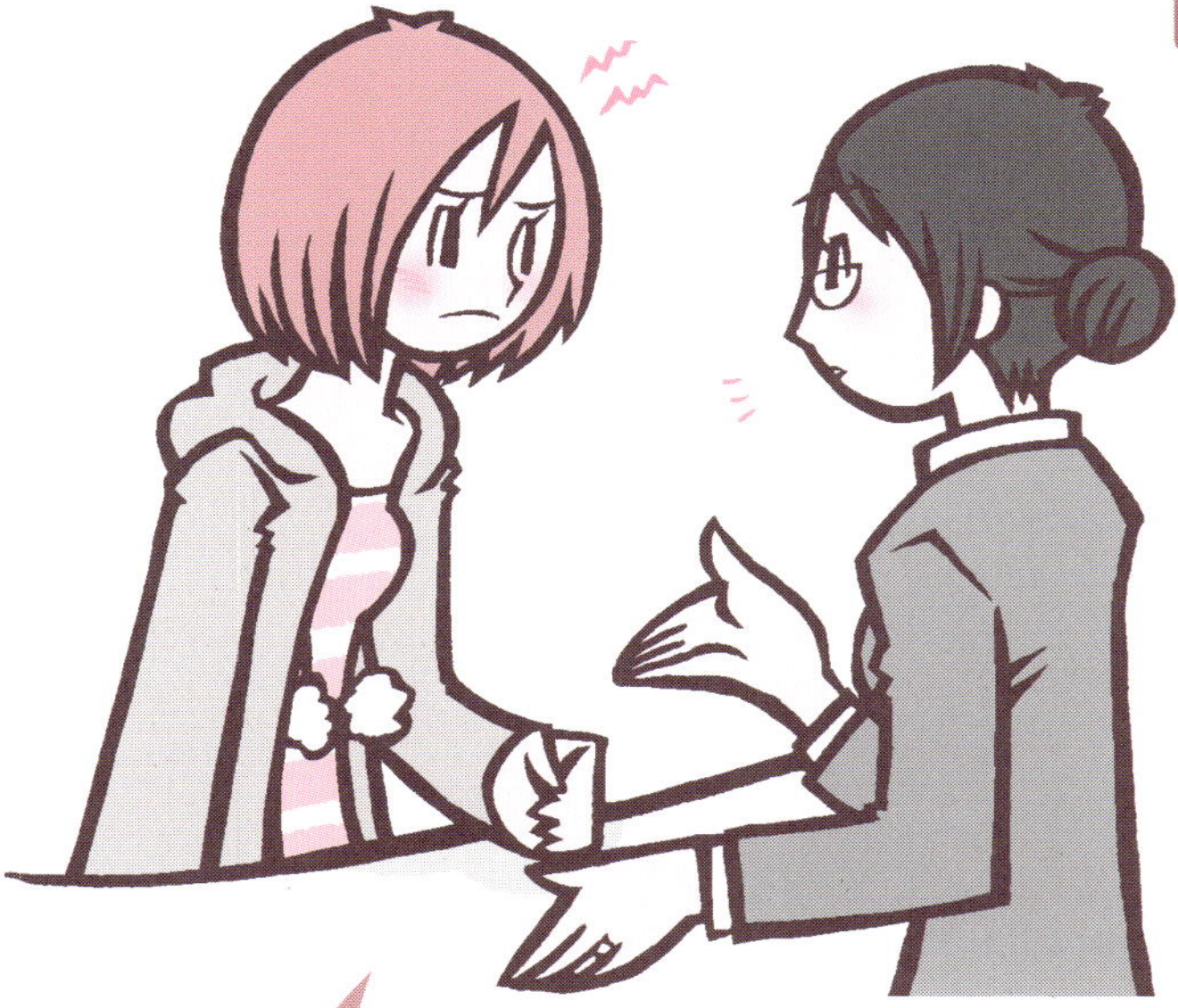

学生課に相談すれば追試をしてくれるかと思ったけど、期待はずれ

親も先生も頼りにならない。やっぱり自分で克服しなきゃ

特性による困難に対処せず、人を頼ることも覚えずに卒業すると、就職してからが大変。支援が必要！

学生課に相談。根本的な問題は忘れっぽいことなのに、それは伝えず、単位がほしいとだけ主張。話が通じず、イライラしてしまう

言葉で説明するのって苦手。うまく相談できない。ネットで調べよう

でも、このままでは社会に出られない気もする。どうしよう

相談が改善につながらない

発達障害がある学生は、コミュニケーションをとるのが苦手です。困ったことがあっても、それを人にうまく伝えられません。

悩んで相談しても、悩みの本質が表現できないのです。家族や大学関係者は、本人が話していることだけでなく、その背後にある行動特性を理解者や協力者といっしょに配慮しなければ、問題の解決に近づけません。

本人が「相談しても無駄だ」と感じてしまわないように、対応していきたいものです。

医療機関に行けば、診察が受けられる

発達障害の可能性に気づいたら、まずは医療機関や発達障害の支援機関に相談しましょう。特性と対処法がわかります。

診断が出るとほっとする人も

学生たちは、発達障害の診断を聞くと、「ほっとした」と言います。「いままで自分が悪いと思っていたことが、自分のせいではないとわかった」と言うのです。

本人は、それだけ苦しんでいます。しかしそれは、ひとりで悩まず、相談すれば、それだけ楽になるということでもあります。

発達障害を知り、自分の悩みが当てはまると思ったら、ぜひ医療機関に相談してください。詳細がわかり、対応しやすくなります。

相談するのは、恥ずかしいことではありません。よりよい生活を送るための、大切な一歩です。

医療機関でできること

病院やクリニックなどの医療機関では、発達障害の診断と治療が受けられます。また、二次的に心身の不調が生じている場合には、その治療もできます。

診断

発達障害の種類や程度がわかる。問診、心理検査、過去の生育歴の聴取などがおこなわれる

治療

特性にあわせた治療教育プログラムに参加できる。また、場合によっては薬の処方も受けられる

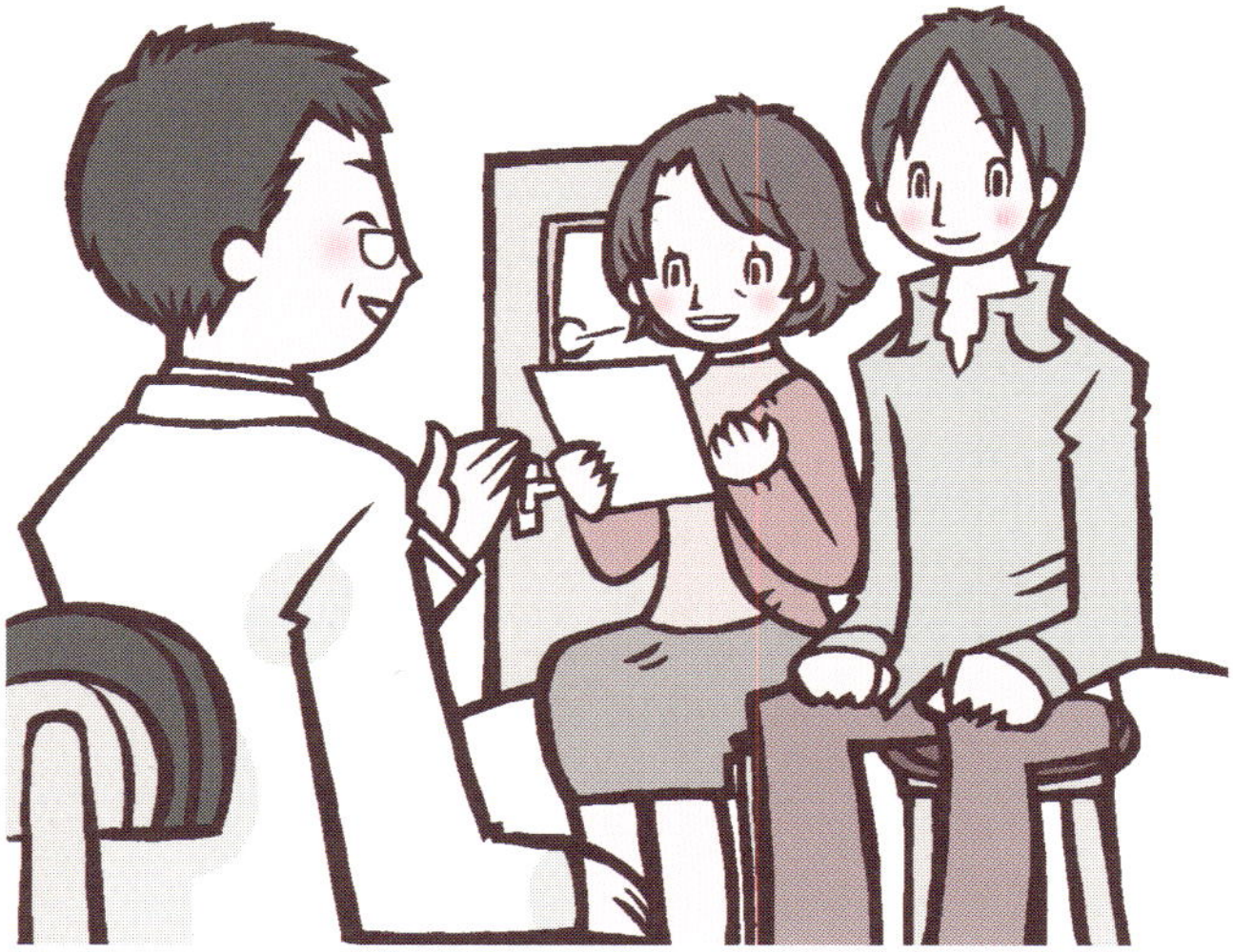

手探りでがんばってきた親子にとっては、確かな一歩になる

相談の流れ

発達障害の専門医は、まだ多くありません。自分で探さず、まずは近隣の医療機関に相談しましょう。必要に応じて、より専門的な機関が紹介されます。近くの医療機関に情報がない場合には、各種の支援機関も頼りになります。

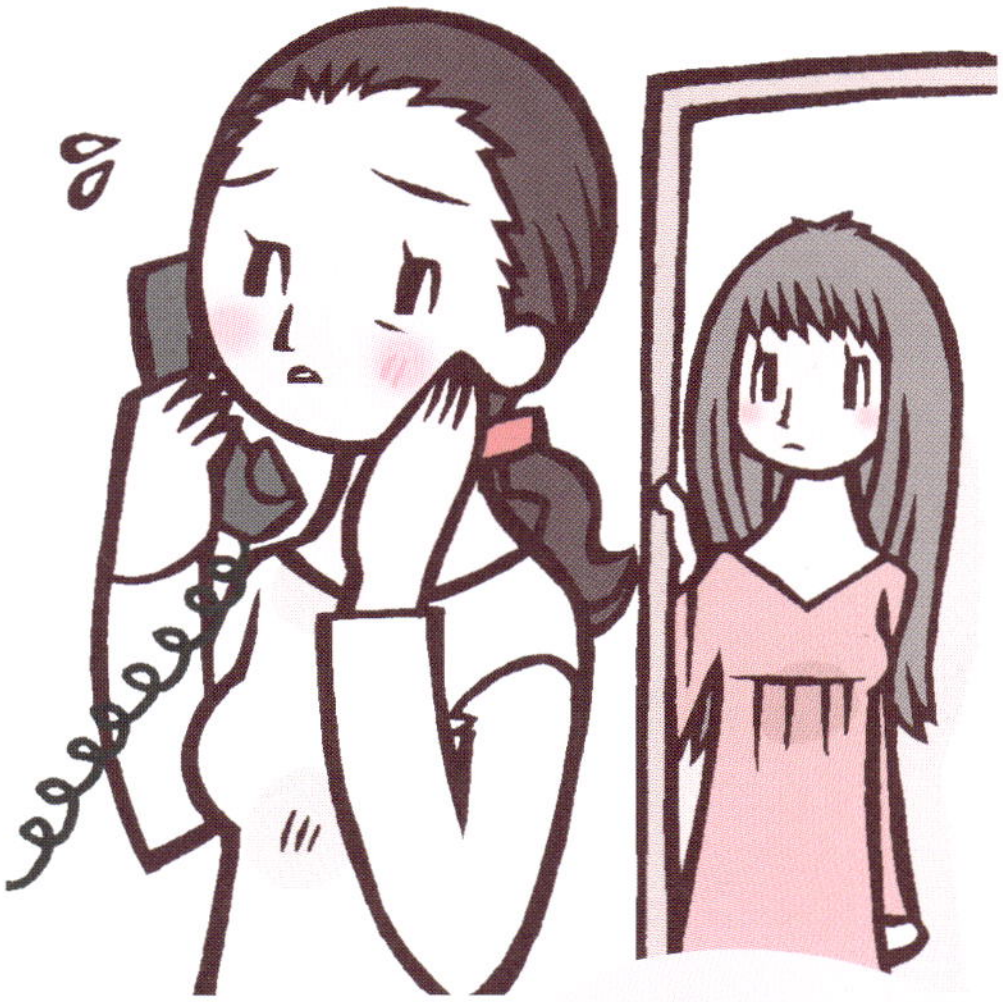

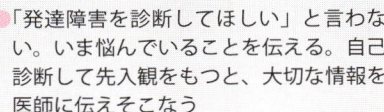

支援機関に電話をかけ、相談の仕方を聞くのもよい。情報が得られる機関は、地域によって異なる

まずは近隣の機関に、現在の状態を伝える。このステップが大事

近隣の医師に相談

近隣の精神科や児童精神科、大学病院、総合病院などに相談する。かかりつけの内科医に相談するのもよい

医療機関と支援機関は連携している

支援機関に相談

発達障害者支援センター、関連セミナー、家族の会、役所の福祉担当窓口、児童相談所などでも情報が得られる

専門医に相談

紹介を受けて、より専門的な医療機関へ。発達障害の専門医は少なく、予約待ちとなる場合も多い

最初から専門医の治療を受けるのは難しい。先を急がず、悩みをすべて伝えることからはじめる

別の専門医へ

診療中に、別の専門家を紹介されることもある。特定の治療法が適すると考えられた場合など

相談するときの注意点

- 「発達障害を診断してほしい」と言わない。いま悩んでいることを伝える。自己診断して先入観をもつと、大切な情報を医師に伝えそこなう
- 遠方の専門医を頼るのは得策ではない。発達障害には継続的な診療が必要。遠方では診療が続かない
- 地域差や機関ごとの違いが大きい。他地域の情報や、インターネットの記述を頼らず、自分で相談して情報を集める

大学にも四種類の相談先がある

まずは医療機関に相談するのが大切ですが、大学内にもさまざまな相談窓口があります。目的別に、大きく四つに分かれています。

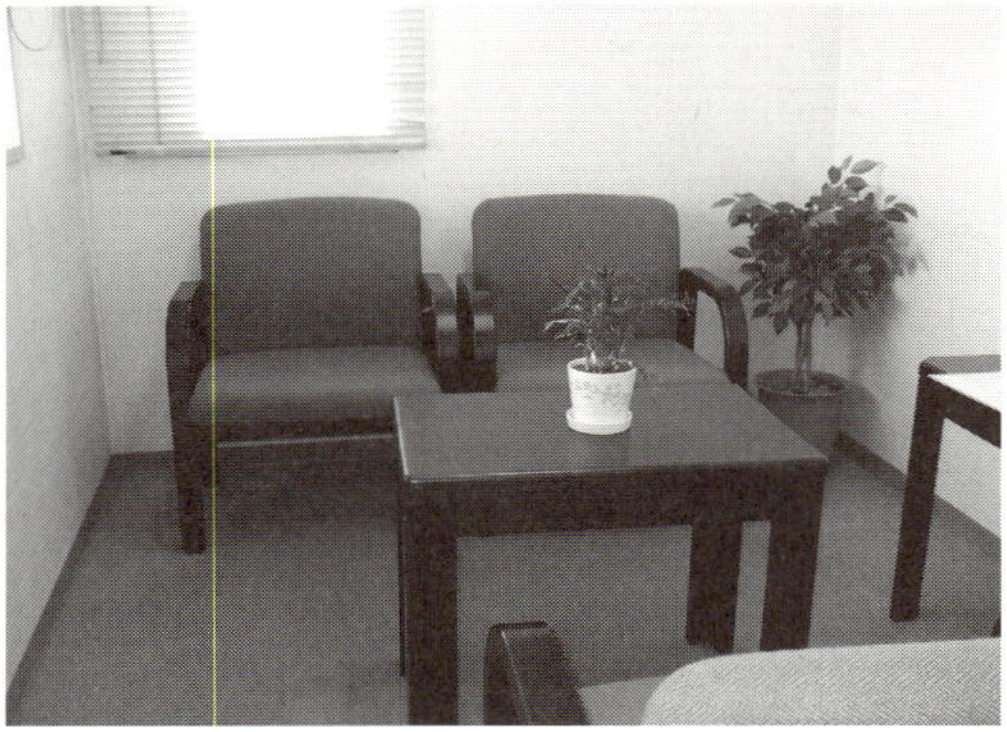

学生相談室は、相談全般に対応している。迷ったらまずここへ

大学内の相談先

一般的に、大学内には下の４種の相談窓口があります。大学によって、窓口の名称や、担当していることの詳細は異なります。

悩みごと

学生相談室・保健管理センター

悩みごとに広く対応している。大学職員や臨床心理士などがいる。悩みは相談室、心身の不調は保健管理センターへ

生活 勉強

学生課・教務課

大学生活や授業の悩みに対応。大学の決まりを教えてもらえる。単位のとり方も相談できる。大学職員や教員などがいる

進路 資格

就職課・キャリアセンター

進路については、就職課へ。資格のとり方、アルバイト情報なども聞ける。キャリアセンターという名称にしている大学もある

そのほか

談話室・特殊窓口など

大学によって、ほかにもさまざまな窓口がある。明確な相談がなくても利用できる談話室、学生同士で語りあうスペース、治療やカウンセリングが受けられる窓口、セクハラ専門の窓口など

ゼミの先生に相談するのも、ひとつの方法。相談の第一歩になる

中心になるのは学生相談室

学内で相談の受け皿として中心になるのは、学生相談室です。

相談室を中心に、学生課や就職課、さらには外部機関などが連携して、学生を支えています。

発達障害についての相談は、多くの場合、学生相談室や保健管理センターが担当していますが、詳細は大学によって異なります。

相談先がわからず迷ったら、まず学生相談室に行きましょう。相談室がない場合は、相談全般の窓口を選んでください。

相談先にいるスタッフ

大学の相談窓口には、大学職員を中心に、さまざまなスタッフがいます。臨床心理士や医療関係者がいる場合は、発達障害について、専門的な相談ができます。

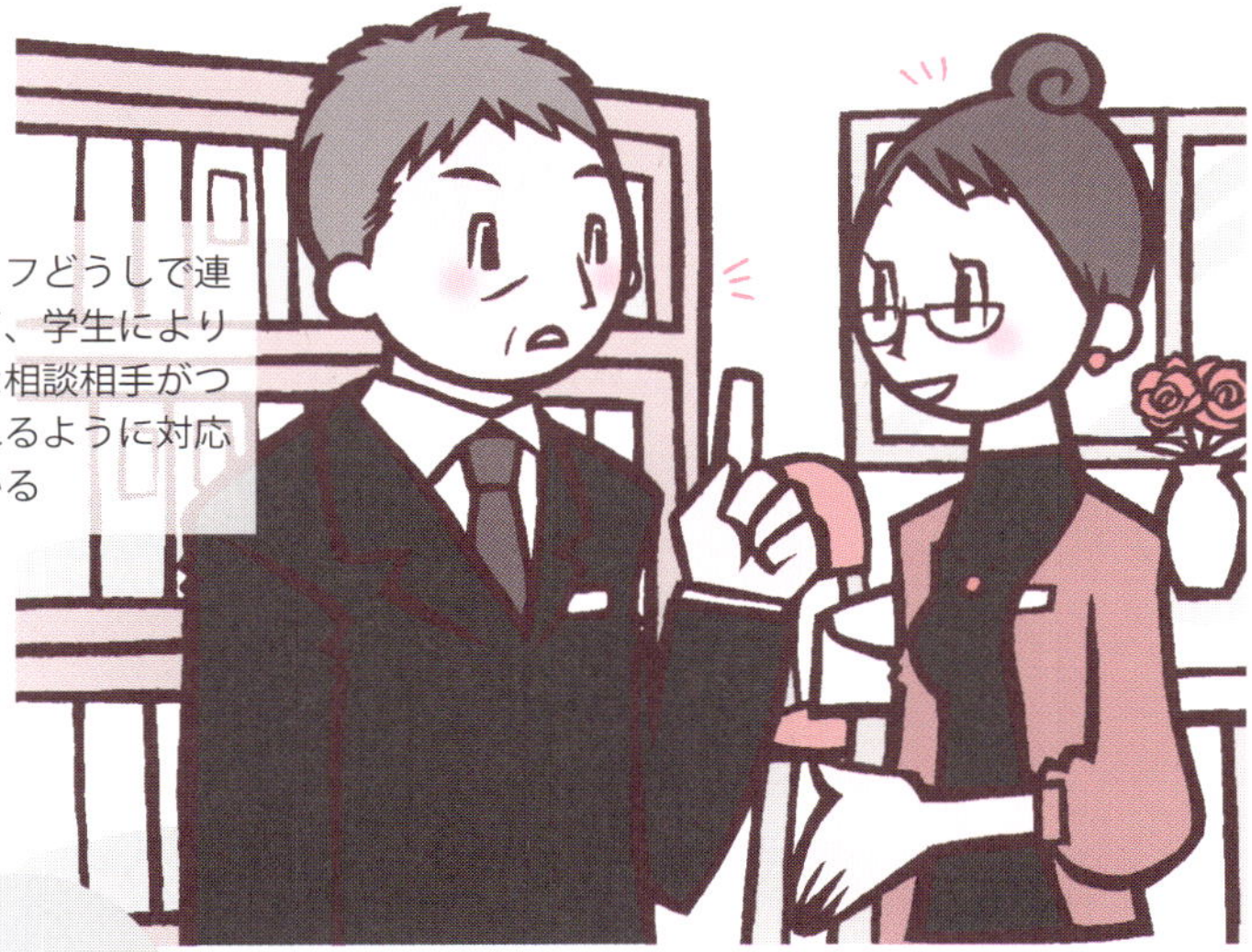

スタッフどうしで連携して、学生により適切な相談相手がつけられるように対応している

大学職員

大学教員

臨床心理士

医療関係者

発達障害の専門家

大学によって、在籍しているスタッフは異なる。詳細は相談してみないとわからない。まずは相談を

相談を通じて、困ったときに頼れる学生や教職員をみつけておくと、生活が安定する

カウンセラーからひとこと

相談窓口を利用するときには、前もって連絡してからきてもらうのがベストです。カウンセラーや職員が、準備する時間をもてます。

ただ、必ずしも連絡が必要なわけではありません。緊張して事前連絡ができない場合には、連絡なしで相談にきてくれて、大丈夫です。大学にもよりますが、対応してくれるところが多いでしょう。

悩みをじょうずに相談するポイント

相談がうまくいけば、楽になります。しかし、悩みを正確に伝えるのは、意外と難しいもの。事前に注意点を確認しておきましょう。

気をつけたいポイント

態度や話し方が失礼にならないよう、注意しましょう。相談相手も人間です。不快な思いをさせては、話が進みにくくなります。

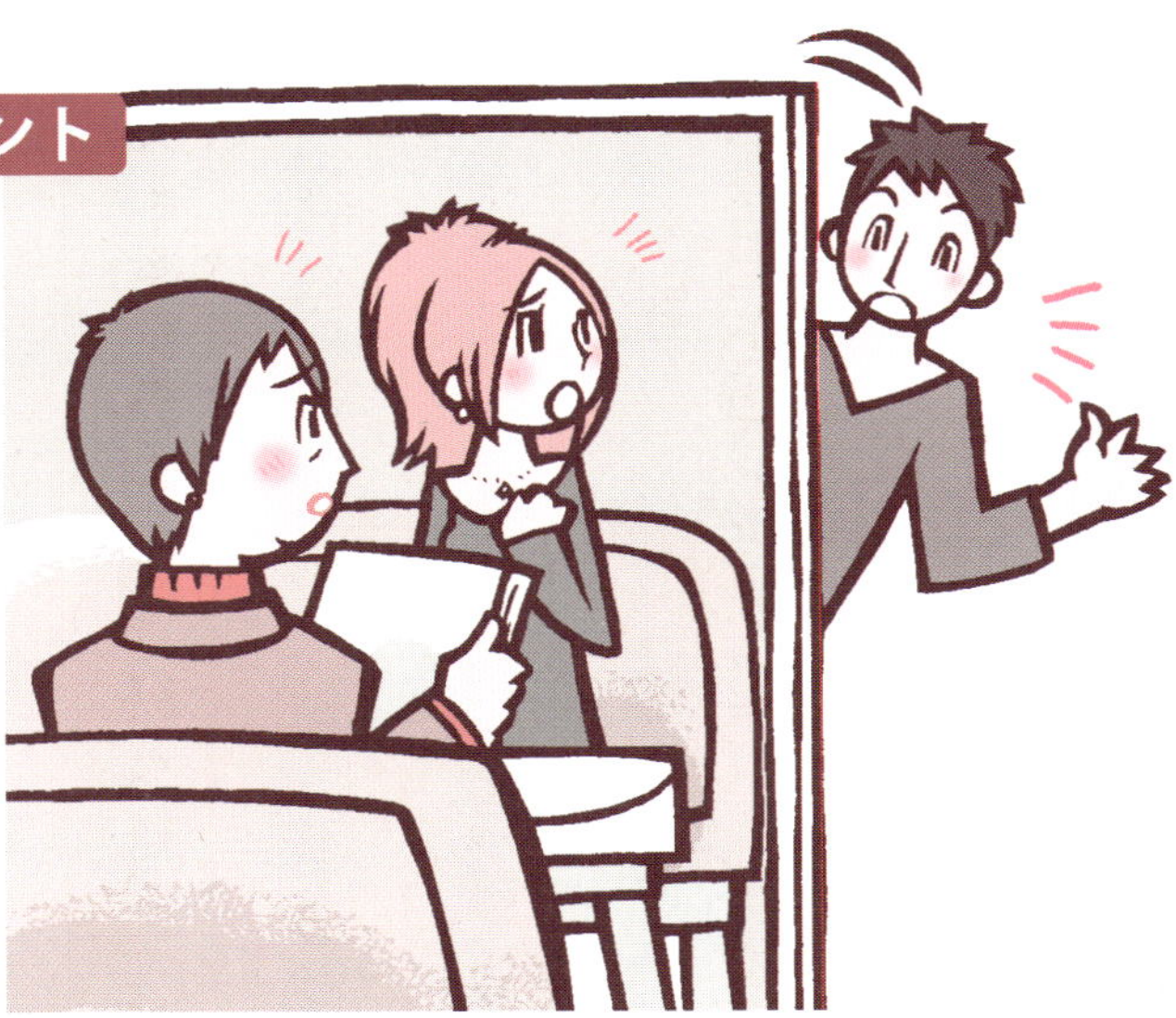

ほかの学生が相談しているときに割りこむのはいけない。順番を待つ

ドアをノックしない、あいさつをしないなど、失礼なふるまいはさける

AD/HD がある人は、話がとびとびになりがち。言いたいことをしぼる

断定的な言い方にならないようにする。決めつけずに相手の話も聞く

緊張して話せないときもある。すべて説明しようとせず、話せる範囲でよい

独特の価値観が、相手に通じない場合も。必ず理解されるとは考えない

話し方のくせの背景は

発達障害がある学生は、人に話をあわせるのが苦手です。それが相談に影響します。社会性の乏しさや、思考に多動性があることが、背景となっています。本人も、相談を受ける側も、それを理解したいものです。

- 社会性の乏しさ。一方的・断定的な話し方に
- コミュニケーションが苦手。大声や難解な言葉が問題に
- 多動性。話題がまとまらない。人の話を聞かない　　など

じょうずな相談の仕方

相談のコツは２つ。事前の準備と、話したあとのふり返りです。準備や反省をすると、相談の効果がアップします。

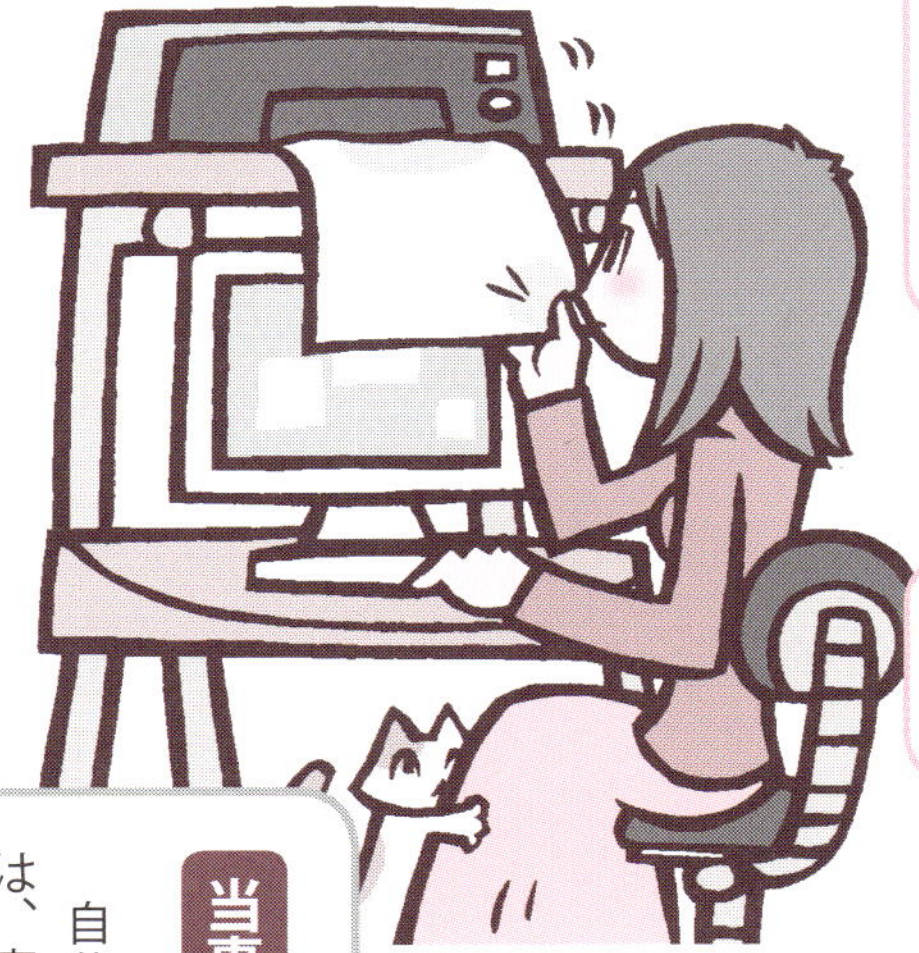

パソコンで文章を打ちこみ、プリントして持っていくのもよいアイデア

約束の仕方やあいさつ、敬語など、相談するときのマナーを学んでおく

↓

話すことを事前に整理する。メモを書くなどして、形にするとまとめやすい

↓

相談

↓

相談がうまくいかないこともある。一回であきらめず、何度も話す

↓

アドバイスをもらったら、実践して、結果を報告する。そしてまた相談する

当事者からひとこと

自分に発達障害があることは、高校時代に両親から聞かされました。大学に入ったら支援を頼んでしっかり勉強したいと思っていました。

でも、相談しているところを友達にみられてなにか言われるのがいやで、相談できませんでした。それを相談窓口に電話で伝えたら、気をつかってくれて、学生の少ない時間帯に相談室以外のところで話を聞いてくれました。抵抗なく相談できました。

せっかくだから、丁寧に相談する

人に発達障害のことを相談しようと決めたら、話すための準備をしましょう。

ものごとを人に伝えるのは、難しいものです。親身になってくれる相談相手でも、しょせんは他人。うまく話しても、気持ちを一〇〇パーセント理解してもらえることはないでしょう。

ですから、せめて準備をするのです。悩みがより正確に伝わるように、話を整理しましょう。

相談を通じて、卒業前に自分を理解する

大学生のうちに、自分をより正しく理解しましょう。発達障害のことにかぎらない、もっと広い理解です。人の話を聞き、自分に対する客観的な評価を知ることも大切です。

誰もが自分と向き合う時期

高校や大学に通う時期に、学生たちは精神的に大きく成長します。人間関係を学び、そのなかで自分らしさを知り、社会に出てどんな仕事をするか、考えます。

この時期には、誰もが自己理解を深めます。

発達障害がある学生は、ほかの人よりも得意・不得意の差が大きいため、よりいっそう、自己理解が重要です。

発達障害の特性を理解しただけでは、自分の姿はみえません。特性だけでなく、自分のもつ個性にも目を向けましょう。家族や友人の意見もよく聞いてください。

自分を知る

思春期・青年期は、自分がどのような人間か、理解する時期です。障害の有無に関係なく、誰もが自我の形成に悩みながら、成長していきます。

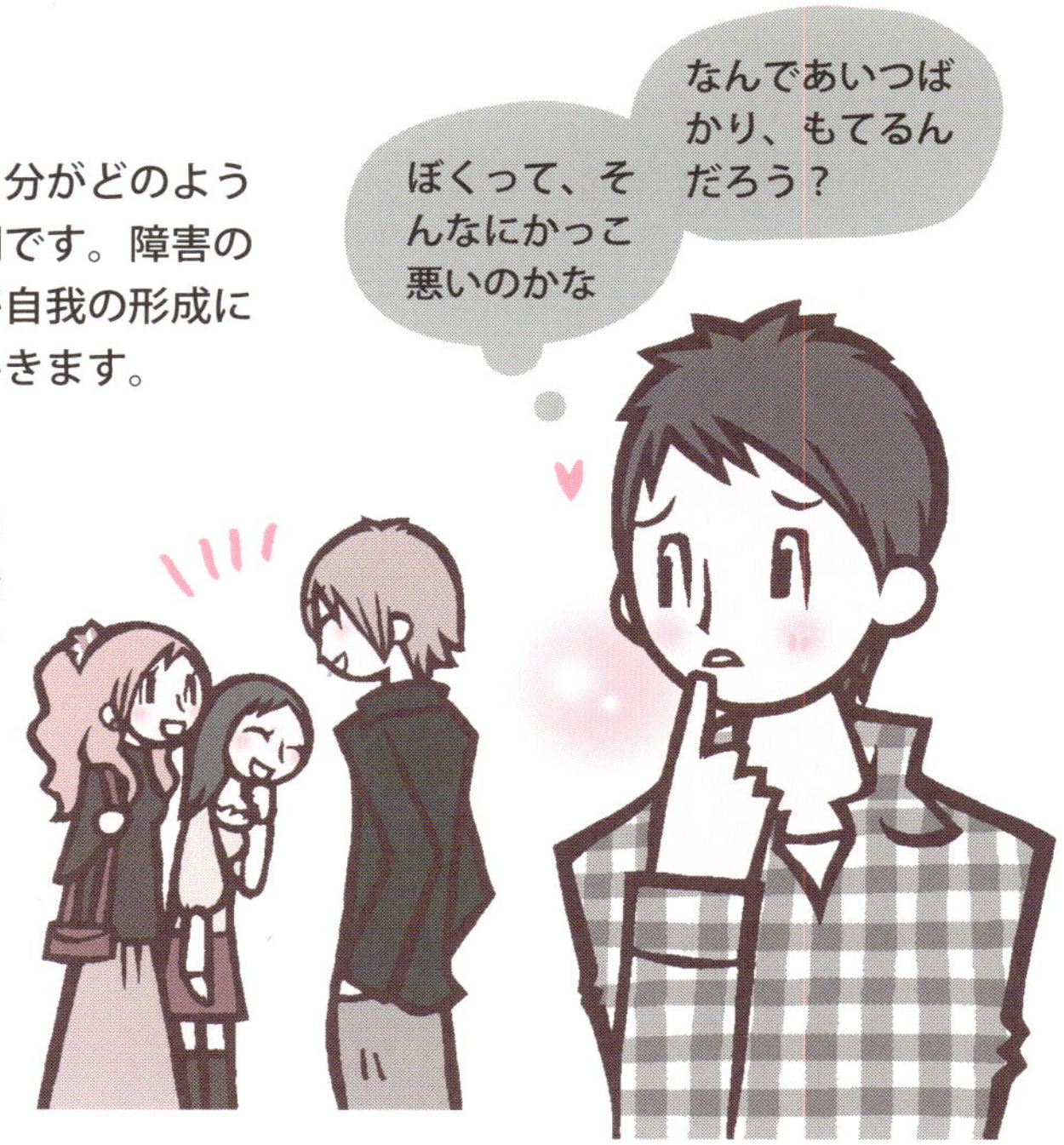
なんであいつばかり、もてるんだろう？
ぼくって、そんなにかっこ悪いのかな

自分とほかの人との違いが気になる時期。その過程で発達障害を自覚する学生もいる

断定的な考え方をする学生は、自己評価がずれる場合が多い。大学生のうちに長所と短所を正しく知り、自己理解を深めたい

人の気持ちを察することが苦手な学生は、異性関係が課題になりやすい。男女交際のタブーなどを具体的に覚える

大学を出たあとの生活を具体的に計画する。発達障害がある学生は、見通しを立てづらいので、アドバイスが必要

どうやって知る？

ゆっくり時間をかけて、自分のことを理解していきましょう。自己理解は、簡単ではありません。自分の失敗と向き合ったり、考えを変えたりすることも、必要になります。無理せず、じっくりとりくんでください。

勉強や人間関係で失敗。原因がわからず困る

自分がダメな人間なのが原因だと思い悩む

悩みは自己理解のチャンス。悩むうちに、自分がどんな人間か、みえてくる

人間関係の本を読むなどして、解決策を探しはじめる

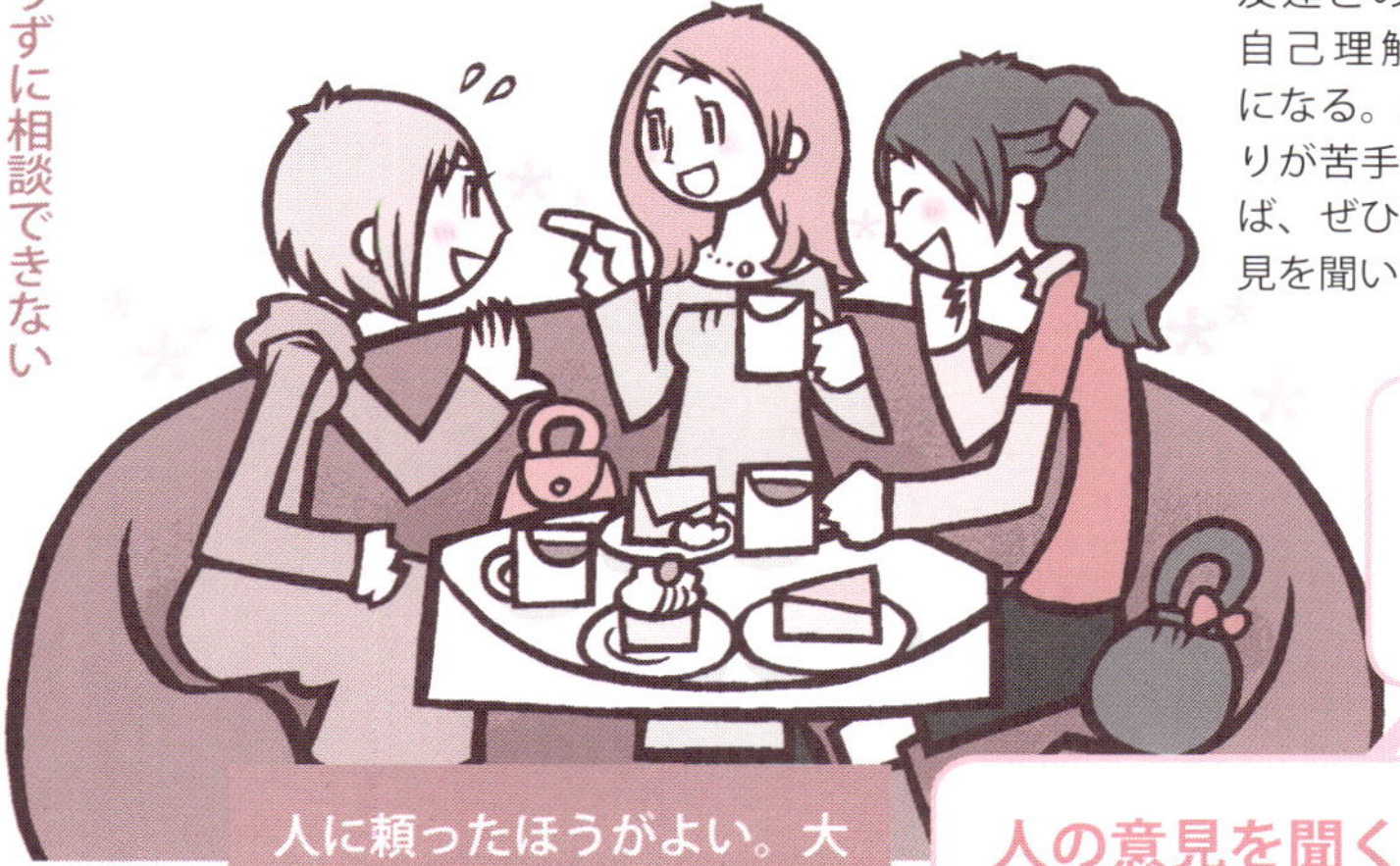

友達との会話も、自己理解の助けになる。おしゃべりが苦手でなければ、ぜひ友達の意見を聞いてみて

人の意見を聞く

悩みを家族や友達に相談する。自分の苦手なことがわかってくる

人に頼ったほうがよい。大学の相談窓口を通じて、支援経験のある職員と出会える可能性もある

本人ができること

自分がみえてくる

自分を客観的にみられるように。得意なことにも気づきはじめる

対策もみえてくる

得意・不得意がわかり、戸惑うことが減る。対策もみえる

解決策をひとりで探していると……

人を頼らず、ひとりで悩む。自己理解がなかなか進まない

誤った対応を続けながら、失敗をさらに繰り返し、孤立していく

発達障害がある人は、自分の考えや気持ちにとらわれやすく、意見を変えるのが苦手。でもそのままでは、自己理解が深まらない

チェックリストで自分の特性を知る

自分にどのような特性があるか、学生が自分でチェックできるリストがあります。大学・短期大学・高等専門学校の学生向けにつくられたものです。

×× とても困っている　︵︵ わりと困っている　•• あまり困っていない　•◡ まったく困っていない

No.	項目	とても困っている	わりと困っている	あまり困っていない	まったく困っていない
1	誤字・脱字が多い				
2	手書きで文字を書くのがとても遅い、または文字を上手に書くことができない				
3	文字を読むことが苦手だ				
4	本を読むのに時間がかかる				
5	計算が苦手だ				
6	講義を聴きながらノートをとることができない				
7	教員の指示を聞き逃すことが多い				
8	レポートや宿題を期日までに仕上げられないことが多い				
9	90 分集中して授業を受けることが苦痛である				
10	聞く人・読む人がわかりやすいように考えを整理して話したり、文章にしたりすることが苦手だ				
11	どんな科目を履修すればよいのかがわからない				
12	自分の意見をまじえてレポートを書くことが苦手だ				
13	実験や実習に参加することに苦痛を感じる				
14	ざわざわした教室にいるのは耐えられない				
15	シラバスと違う授業だったり、突然予定が変更されると納得できない				
16	整理整頓が苦手だ				
17	諸手続きの期日を忘れてしまうことが多い				
18	物忘れ、紛失物が多い				
19	約束した時間に遅れることが多い				
20	掲示物や配布物に気がつかない、もしくは忘れてしまうことが多い				
21	衝動買いの傾向がある				
22	学業、サークル、アルバイトなどからなにを優先すべきかを判断することが難しい				
23	二つ以上の作業を同時にこなそうとするとすごく混乱する				
24	授業と授業の間で時間ができると時間をつぶすのに困る				
25	クラスメートなどとトラブルになることが多い				
26	約束を守れなかったり、忘れたりすることが多い				
27	人と会話することが苦手だ				
28	思いこみが激しいとよく人から言われる				
29	ほかの人が考えていることを理解するのが苦手だ				
30	周囲の人が言っていることをうまく理解していないように感じる				
31	納得するまで質問するなど、人から「しつこい」とよく言われる				
32	クラスメートの顔と名前を一致させることがなかなかできない				
33	カッとしやすい				
34	衝動的に物品を壊すことがある				
35	自分はダメな人間だと思いがちである				
36	気分が沈みがちである				
37	まわりから孤立していると感じる				
38	将来のことを考えると不安だ				

『共同研究　研究報告書　高等教育機関における発達障害のある学生に対する支援に関する研究　―評価の試みと教職員への啓発―（平成 19 年度－平成 20 年度）』（独立行政法人国立特別支援教育総合研究所）より

自己チェックリスト

このリストは、自分がどんなことに困っているか、客観的に調べるためのものです。結果をもとに、必要な対応を考えます。

結果はあくまでも目安です。
チェックリストですべてがわかるわけではありません

無自覚だった特性に気づく

発達障害がある学生は、勉強や対人関係で困っていても、その困難に無自覚だったり、悩みの詳細をうまく説明できなかったりすることがあります。

コミュニケーション能力や自己認知の乏しさがあるため、困難を正しく認識できないのです。

チェックリストを使うと、困っていることを言葉にしやすくなり、支援を受けるためのきっかけがつくれます。

リスト作成者からひとこと

このリストは、発達障害の専門家が学生たちと面接するなかで経験してきたことをもとに、つくったものです。

経験にもとづく、実践的なリストではありますが、完璧なものではありません。

今後も、リストを使った研究を進めて、より正確な項目になるよう、調整していきたいと考えています。

必要な対応の目安

No.	LD	AD/HD	HFA*
1	●		
2	●		
3	●		
4	●		
5	●		
6	●	▲	▲
7	▲	●	
8		●	
9		●	
10	▲		●
11			●
12			●
13			●
14			●
15			●
16		●	
17		●	
18		●	
19		●	
20	▲	●	
21		●	
22		●	●
23			●
24			●
25		●	●
26		●	
27			●
28			●
29			●
30			●
31			●
32			●
33		●	
34		●	
35	▲	▲	▲
36	▲	▲	▲
37	▲	▲	▲
38	▲	▲	▲

●は対応が必要だと考えられます。▲は対応したほうがよい場合もあります。
注 1）この項目は、本人がどのようなことに困っているかをチェックしてもらうものです。特徴を示していても本人は困っていないこともあります。
注 2）調査などに認められた項目から作成されていますが、検証はまだされていません。
（*HFA は High Functional Autism、高機能自閉症。アスペルガー症候群も含まれます）

世話を焼いて、大きな失敗を予防する

家族は発達障害がある学生に、どんどん世話を焼きましょう。それは、干渉ではありません。大きな失敗をして、傷つくことのないように、支えてください。

ひとりでがんばりすぎないように

発達障害がある人は、いくつかの行動特性がありながら、それを必死の努力で克服しています。そのがんばりは、本当に素晴らしいものです。ただ、努力しすぎて毎日疲れきっている人や、努力の方向がずれている人もいます。

家族が本人のがんばりに目を向け、適度にアドバイスしていけば、努力が無駄になりません。結果にむすびつきやすくなります。

本人任せにしていると、途方もなくがんばったのに失敗して、それが心の傷になってしまう場合もあります。こまめに会話をして、世話を焼きましょう。

考え方を見直す

大学生になると、保護者はあまり世話を焼かなくなりがちです。なにごとも本人任せにします。それは、発達障害がある人にとっては、よい対応ではありません。

よくある誤解

男の子はそういうもの。そのうち直る

もう大人なんだから、本人に任せておこう

大学のことは大学が教えるべきだ

↓

いまの教育にあわせる

発達障害支援の考え方

以前の教育環境や家庭環境と比べない。いまの常識にあわせて支援する

放っておくのは間違い。履修登録など、本人の力では難しいこともある

家族と大学が協力して支援すれば、本人はより暮らしやすくなる

本人任せにしない

発達障害がある学生は、人に相談するのが苦手です。問題への対処を本人任せにしていると、状況が悪化する場合もあるのです。

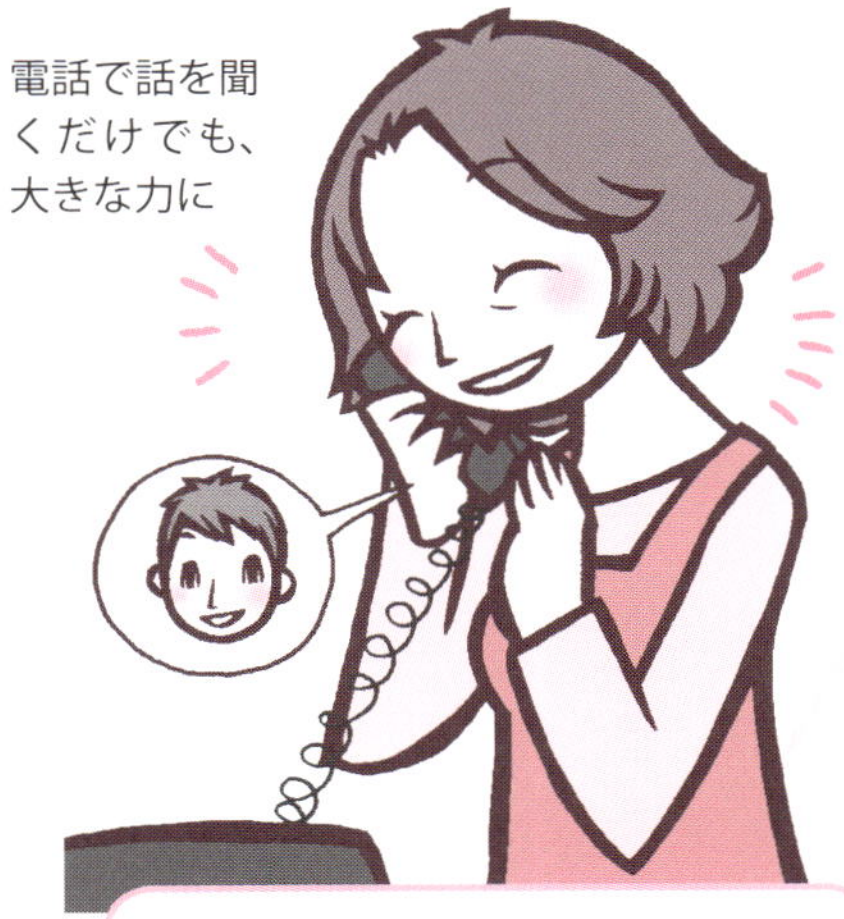
電話で話を聞くだけでも、大きな力に

本人任せだと……

レポートをまとめられず、単位を落としてしまった

↓

本人なりに努力。次の機会には調べる資料を増やした

↓

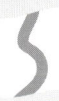

またレポートが仕上がらず、失敗。単位を落とした

↓

自己嫌悪に。レポートを出されただけでつらくなる

↓

対応策の幅を広げる

家族ができること

連絡をとる

定期的に連絡をとる。本人の話を聞き、アドバイスする

協力を頼む

理解のある友達や大学職員がいれば、勉強面などの協力を頼む

本人は視点を変えるのが苦手。資料を減らす、予定表をつくる、友達と確認しあうなどの対策を、家族が提案するとよい

家族からひとこと

娘は小学生のころに、高機能自閉症だと診断されました。中学にも高校にも、障害特性を伝えて配慮してもらってきたので、大学にも同じようにお願いしました。

学内のカウンセラーさんが発達障害にくわしい人で、大学で受けられる支援を具体的に教えてくれました。頼れる人がいるとわかって、娘も安心したようです。

家族が大学に連絡をとったことで支援が受けられたAさん

1

Aさんは、小学校時代にAD/HDと診断された女の子。中学・高校と、家族や友達の協力を得ながら勉強をがんばってきました。今度、大学への入学が決まり、発達障害について、支援を受けるべきかどうか悩んでいます。

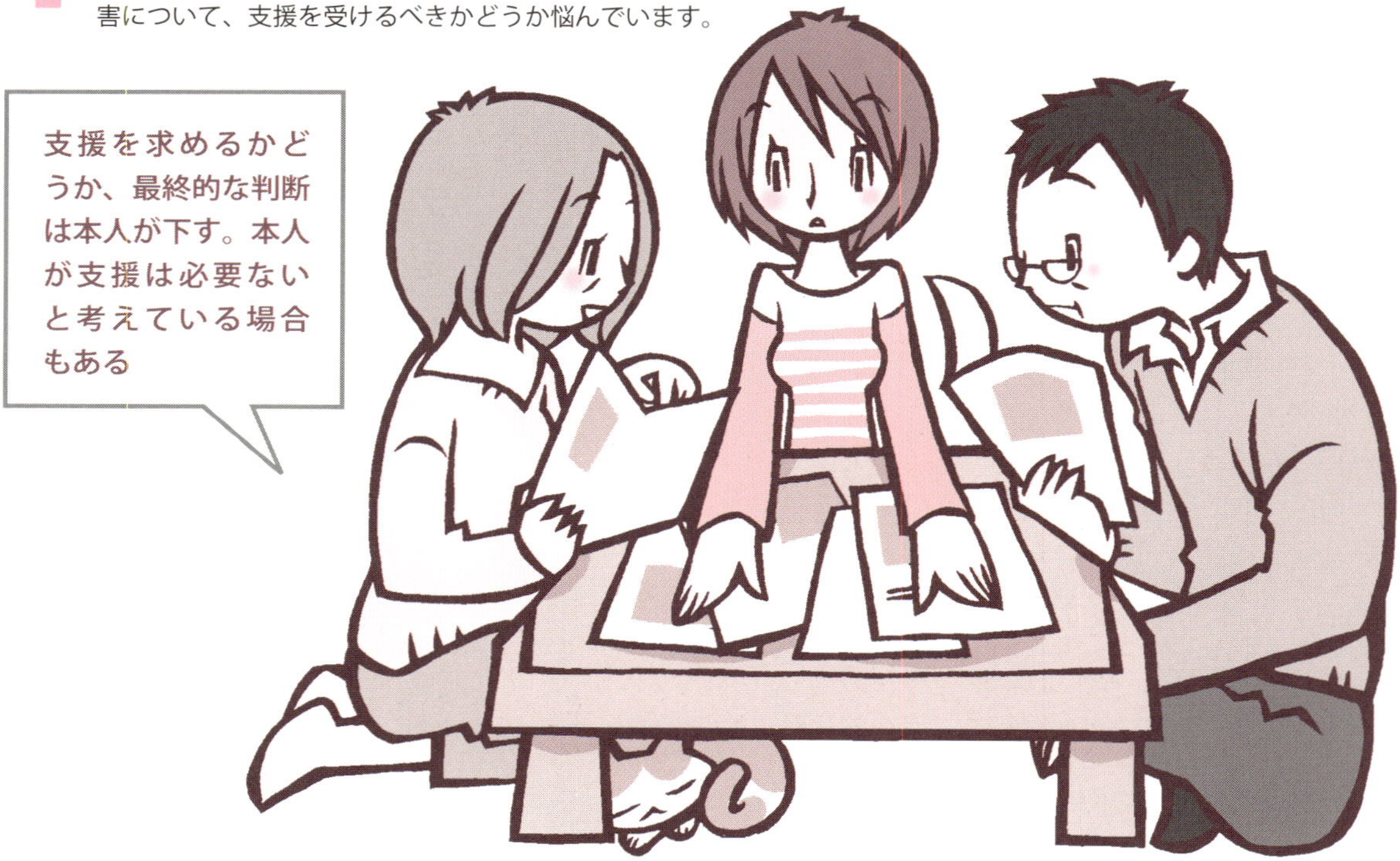
支援を求めるかどうか、最終的な判断は本人が下す。本人が支援は必要ないと考えている場合もある

入学する大学について、パンフレットなどで情報収集。発達障害支援もおこなっていることがわかった

2

Aさん一家は家族会議をして、大学に支援を求めることを決めました。さっそく母親が大学の学生課に連絡し、発達障害支援の担当者と面談する約束をしました。入学前にきちんと相談することにしたのです。

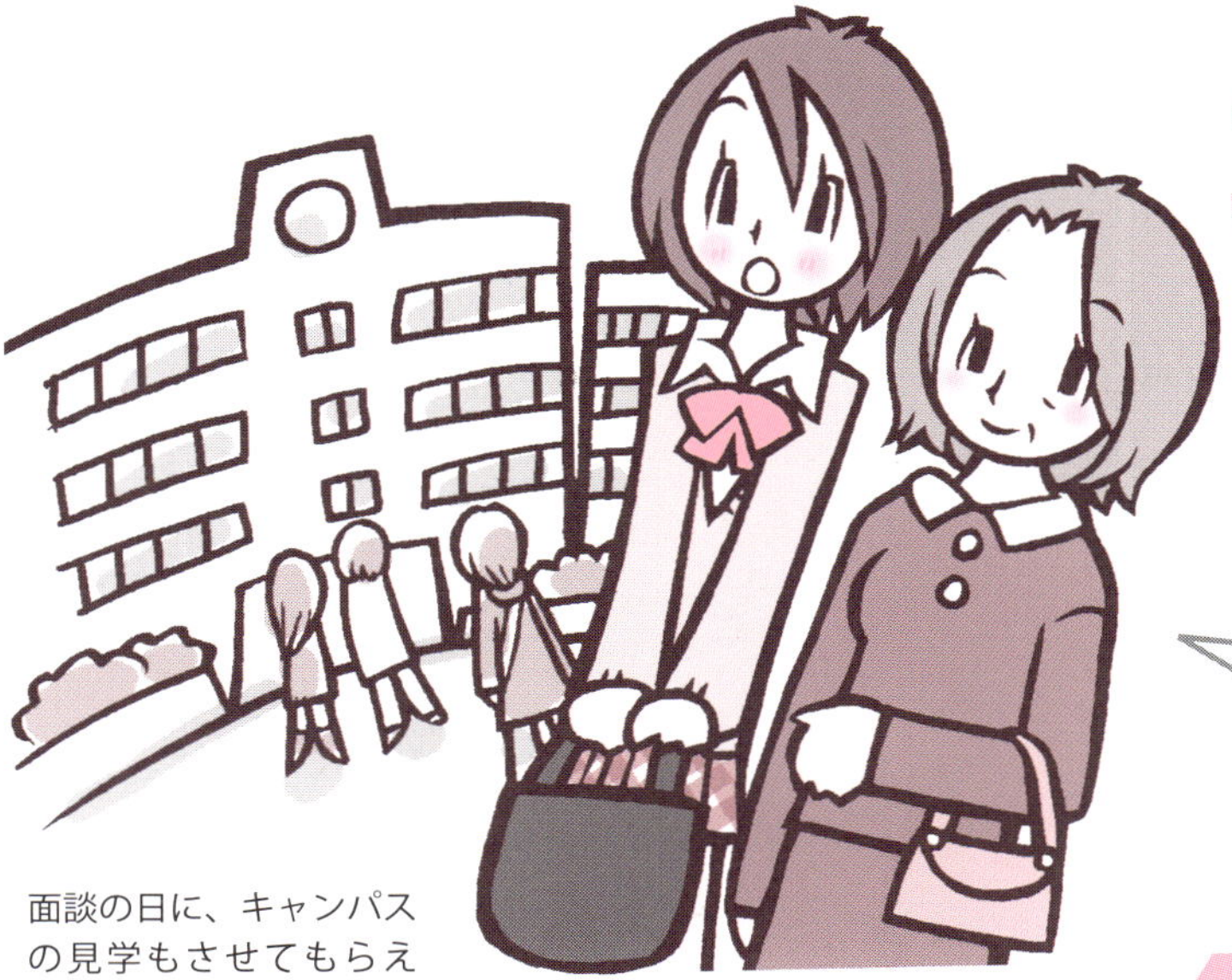

面談の日に、キャンパスの見学もさせてもらえた。不安がやわらいだ

3

母親とAさんと、２人で大学を訪れました。支援の担当者に会い、とくに困っていることを伝えると、担当者から「過去にも同様の支援を経験しています」という心強い返事がありました。

入学前の面談は、大学に慣れる機会にもなる。見知らぬ場所が苦手な自閉症圏の学生には、とくに有効な支援に

4

担当者との相談の結果、支援の内容が決まりました。当面は、とくに苦手な、黒板の文字をノートに書きとること、先生の指示を聞きとることについて、特別な配慮をお願いすることに。

5

Aさんは、いちばんの悩みを解消してから入学することができました。困ったら学生課に行けばよいという安心感が、彼女の支えになっています。その後も随時、授業での悩みなどを担当者に報告しています。

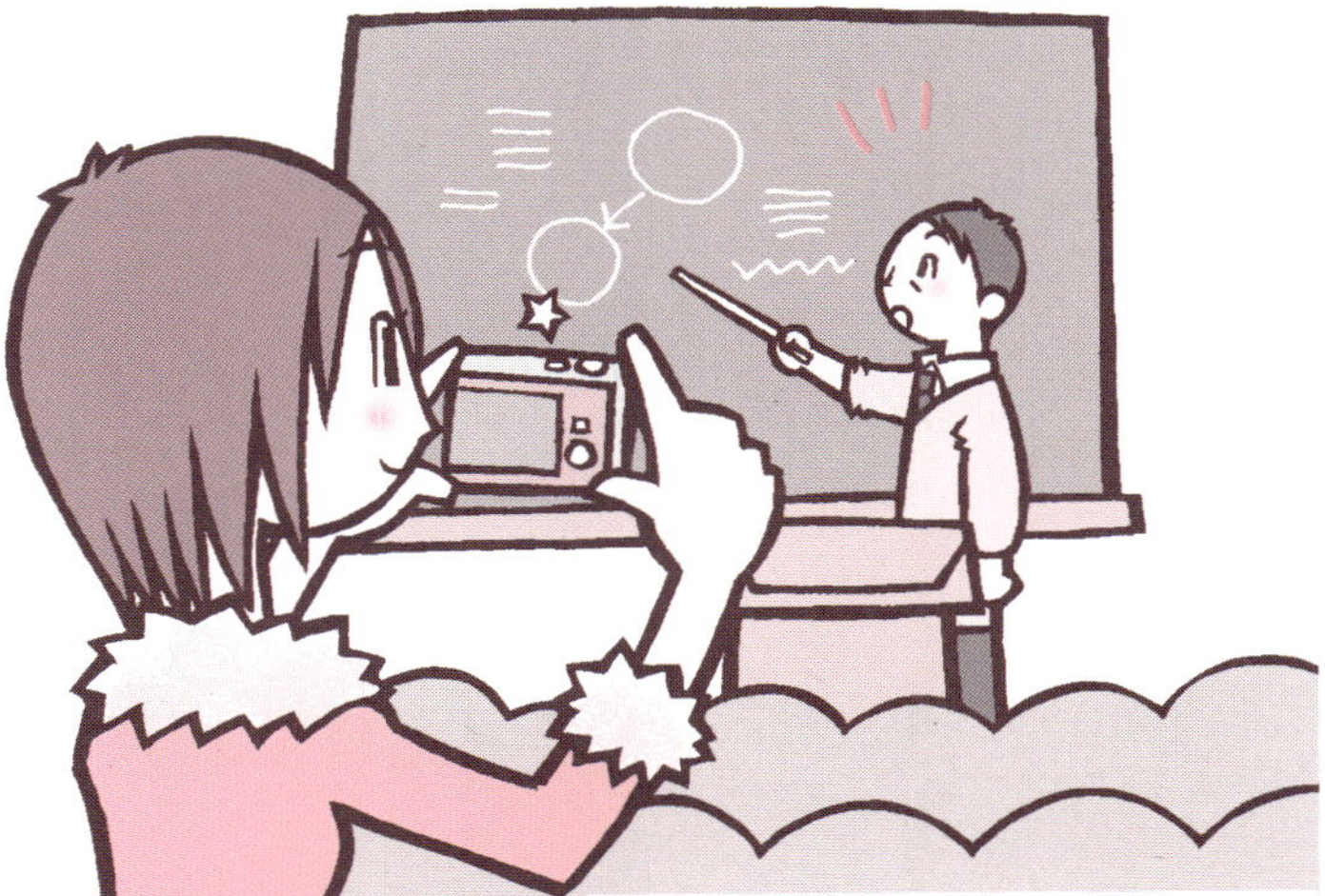

デジタルカメラで黒板やホワイトボードを撮影してもよいことに。授業を落ち着いて受けられるようになった

発達障害支援にとりくむ大学は増えています。入学前から相談を受けつけているところも多く、早めに相談した学生は、よい経過をたどっています。家族が世話を焼くことで、本人が暮らしやすくなるのです。

学内はもちろん、学外とも連携をとる

大学関係者は、ひとりで発達障害支援にとりくむのはさけましょう。ひとりでは十分な支援はおこなえません。学内、学外を問わず、連携をとります。

学内の連携

大学内では、学生相談室、学生課、就職課など、学生の相談窓口になっている機関どうしで協力しあいます。情報を集めること、一貫した対応をとることを心がけましょう。

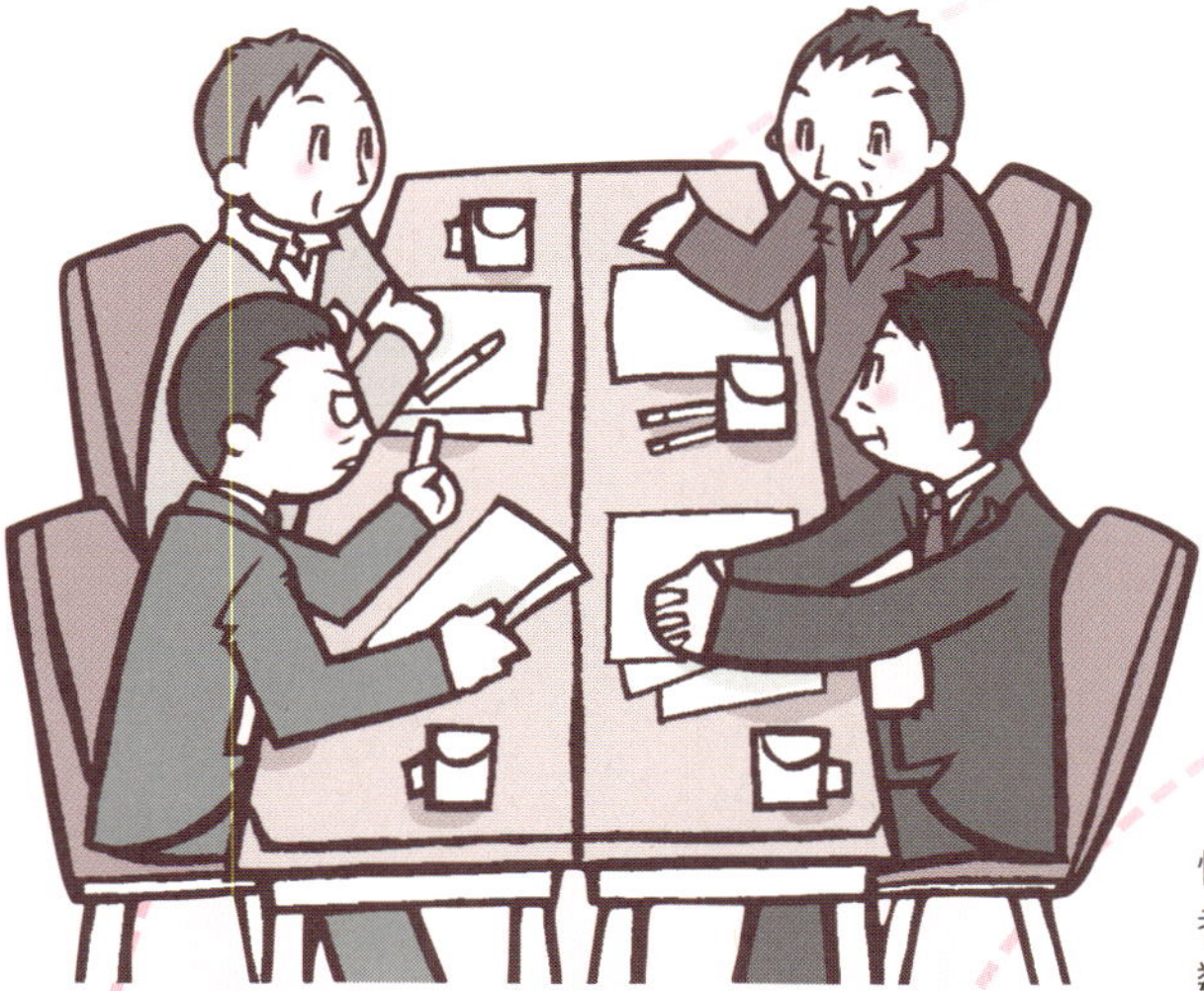

情報を共有してほしい関係者を集めて、話し合う。人数も形式も、決まりはない

学内の他部署

学生課や就職課、各教科の担当教員、図書館職員など。学内の関係者

学生相談室

大学内で、発達障害支援を担当している窓口。支援の中心となる

ネットワークを広げる

大学にできること

知識を伝える

発達障害理解のガイダンス実施や、パンフレットの作成など

会議を開く

学内の各部署から関係者を集める。守秘義務に留意する

アンケートをとる

入学時にアンケートをとるなどして、学生の悩みを把握する

学外との連携

大学内だけで発達障害への専門的な支援をおこなうのは難しいでしょう。すべて学内で対処しようとせず、学外の機関のたすけも借りてください。最近は、卒業後をみすえて、就労支援機関と連携することも求められています。

専門的な知識が必要になったとき、相談できる相手がいると心強い。メールでもよいので、専門家と連携する

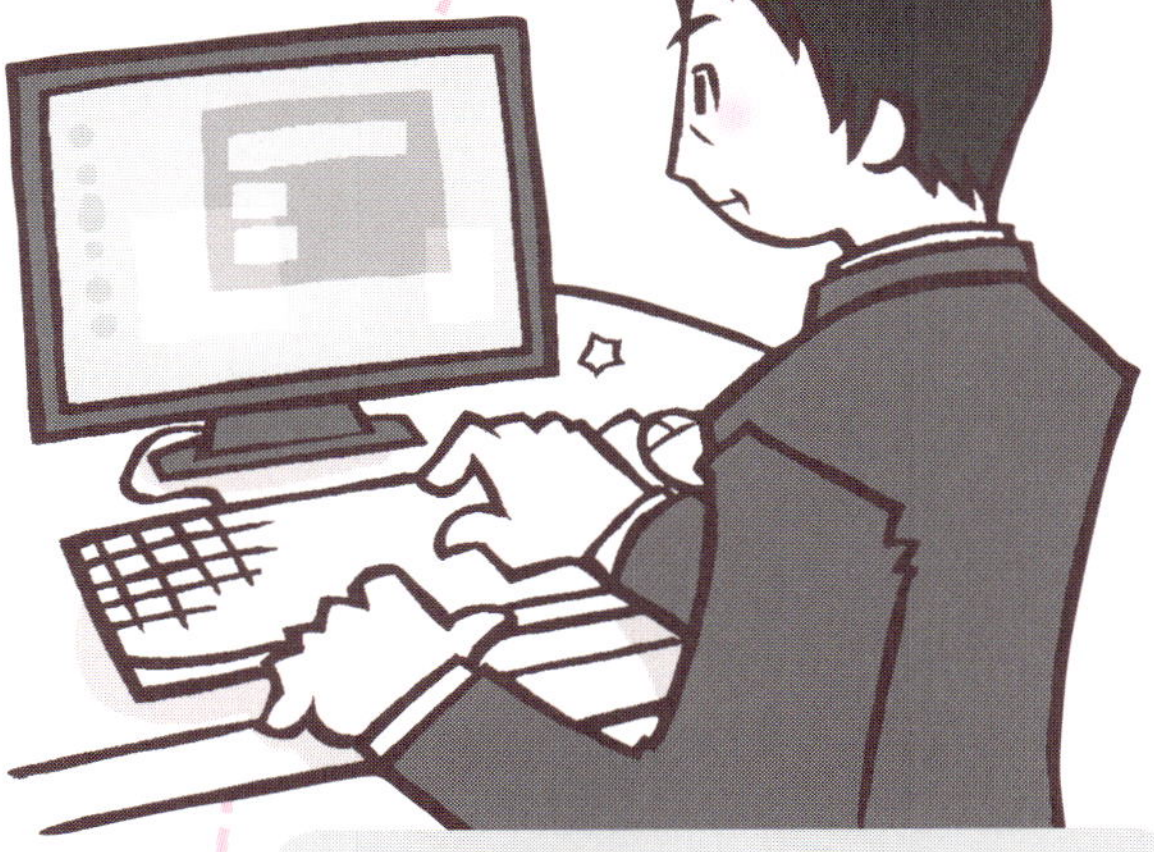

学外の機関

発達障害者支援センターや障害者職業センター、医療機関など、発達障害支援にくわしい外部機関

大学にできること

医療機関と連携

病院やセンターなどに協力を要請。診断が必要な学生を医療機関につなげる

就職のことでも連携

就労支援機関と連携。作業体験や就職活動セミナーなどの情報を提供してもらう

全員で支援する態勢をつくる

大学関係者は、支援態勢の構築をめざしましょう。適切な支援を実現するためには、多くの人の力が必要です。

関係者は、専門的な知識をくわしく知る必要はありません。発達障害の基本的な情報を理解していれば、それで十分です。

なにもかも対応しようとせず、専門的なことは専門家を頼ってください。ただ、どの専門家に、なにを頼むか判断するためには、発達障害の基礎知識が必要です。

診断や療育など、専門的な対応が必要になったときに外部機関に相談できるよう、日頃からネットワークをつくっておきましょう。

相談のときに、学生の困難に気づく

学生の相談を受ける教職員は、学生本人が語る悩みを理解するとともに、学生の様子をよくみて、どのような課題を抱えているか、把握しましょう。

面接時に使えるチェックリスト

学生の様子を漠然とみていても、悩みの本質や背景はなかなかみえてきません。チェックリストを参考に、学生をみるときのポイントを知っておきましょう。

面接で見受けられること

上のリストは、相談にきた学生の様子をみていて、気づくこと。話し方やふるまいの違和感など

No.	項目	チェック
1	誤字・脱字が多い	
2	手書きで文字を書くのがとても遅い、または文字をじょうずに書くことができない	
3	次々に話の話題が変わり、一方的に話をする	
4	こちらの質問が終わるのを待たずに、出し抜けに話し出す	
5	面接の時間に遅れたり、面接を忘れたりすることが多い	
6	座っていても体の一部をどこか動かしている	
7	約束していないのに突然面接に訪れる	
8	わかりやすく整理して話すことができない	
9	何度も同じ質問を繰り返す	
10	視線があわない、なんとなく態度が固い	
11	こちらの反応に関係なく、自分の興味のあることを話し続ける	
12	話が的を射ていない	

面接で推測できること

下のリストは、学生の相談内容から推測できること。学内での具体的なトラブルや自信の強さなど

No.	項目	チェック
1	友人関係がうまくとれず、孤立しているようである	
2	感情の起伏が激しい	
3	自信がない、不安が高い	
4	劣等感が強い	
5	読む・書く・計算するなどの基礎的な学力が身についていない	
6	掲示物や配布物に気がつかないことが多い	
7	思いこみ・こだわりが激しい	
8	レポートや宿題を期日までに仕上げられないことが多い	

注 1）発達障害が考えられる場合に面接場面で観察しやすいことから、もしくは推測が可能な事例を示したものです

注 2）調査などから認められた項目をもとに作成されていますが、検証はまだされていません

『共同研究　研究報告書　高等教育機関における発達障害のある学生に対する支援に関する研究　―評価の試みと教職員への啓発―（平成 19 年度－平成 20 年度）』（独立行政法人国立特別支援教育総合研究所）より

リストでわかるのは、学生が困っているポイントの目安です。

参考程度に考えてください

学生の様子をどうみるかがわかる

リストに目を通すと、学生たちと会うときに、どのような点に注目すればよいかがわかります。

悩みを言葉で説明できない学生も、話し方やふるまいに特徴が表れている場合があります。

相談や支援を担当する教職員全員が、一度、リストに目を通しておくとよいでしょう。面接のたびにリストを使わなくても、項目を頭に入れておくだけで、視点がしぼられてきます。

リスト作成者からひとこと

リストにあげた項目は、発達障害のある学生に、とくによくみられる代表的な行動です。これらは一例であり、リストの項目以外にも、さまざまなポイントがあります。

このチェックリストを使うときは、自由記述欄をもうけて、その欄に補足情報を書き入れてください。リストの項目にとらわれず、学生の様子を注意深くみるためです。

必要な対応の目安

No.	LD	AD/HD	HFA
1	●		
2	●		
3		●	
4		●	
5		●	
6		●	
7		▲	●
8		▲	●
9			●
10			●
11			●
12			●

No.	LD	AD/HD	HFA
1			●
2		●	
3	▲	▲	▲
4	▲	▲	▲
5	●		
6	▲	●	
7			●
8		●	

Column

富山大学ではコミュニケーションを支援

コミュニケーションの苦手な学生への支援

富山大学学生支援センターには「アクセシビリティ・コミュニケーション支援室」があります。支援室には社会的コミュニケーションに悩む学生のための「トータルコミュニケーション支援部門」があり、そこで発達障害がある学生への支援がおこなわれています。対面相談のほかに、電話やメールでの相談も受け付けています。

学生だけでなく家族や教員もサポート

支援室は、学生本人ではなく家族や教員から相談があったときにも、対応しています。

また、支援室の職員は学内の保健管理センターや各学部の教員や職員、外部の専門機関、学生の家族などと連携をとり、チームで学生をサポートします。

支援室が中心となり、関係者全員で学生を支援しているのです。

本人を支援

支援者が相談を通じて本人が困っていることを把握し、修学やキャリア形成などをサポートする

家族を支援

支援者は本人の了解のもと、家族と情報を共有。本人の特性や状況を家族に理解してもらう

活動を実施

支援室がコミュニケーションを学習するための活動、学生どうしのピア・サポート活動などを実施

学部と連携

支援室と各学部の教員や職員が連携し、修学上困っている学生に対する合理的配慮の提供をおこなう

2 勉強面では、なにに困っているのか

大学での勉強は、中学や高校と異なり、
学生の自主性にゆだねられる部分が増えます。
授業を選ぶのも、課題のテーマを決めるのも、学生本人です。
こまかな指示は与えられず、自己判断が求められます。
発達障害がある学生は状況判断が苦手ですから、
授業選択や履修登録、課題の提出などに困難が生じます。

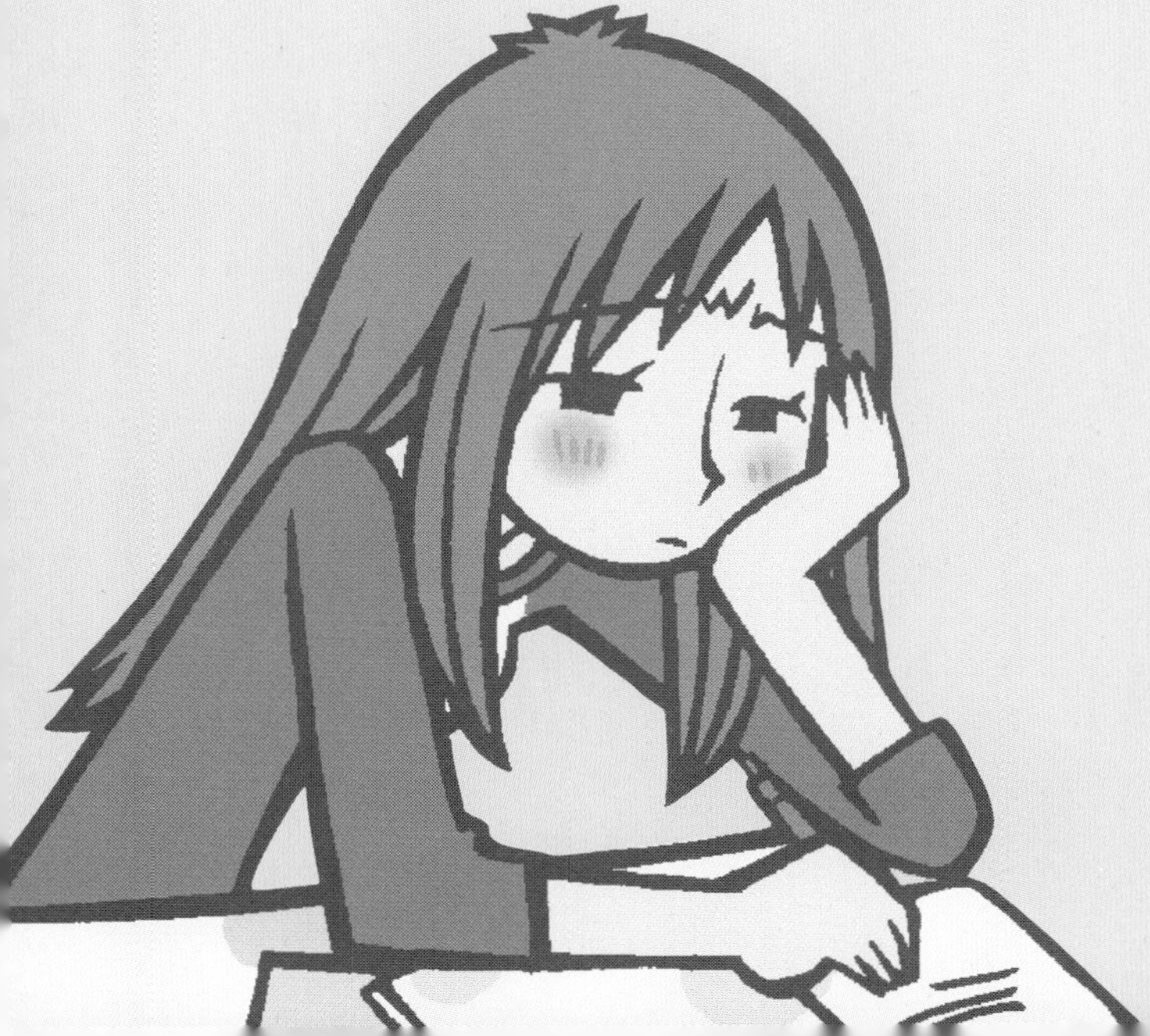

入試は努力して乗り越えている

発達障害がある人が大学に入ったとき、まわりは「入試を通ったのだから、力があるのだろう」と考えがちですが、彼らは、必死の努力で入試を乗り越えているのです。

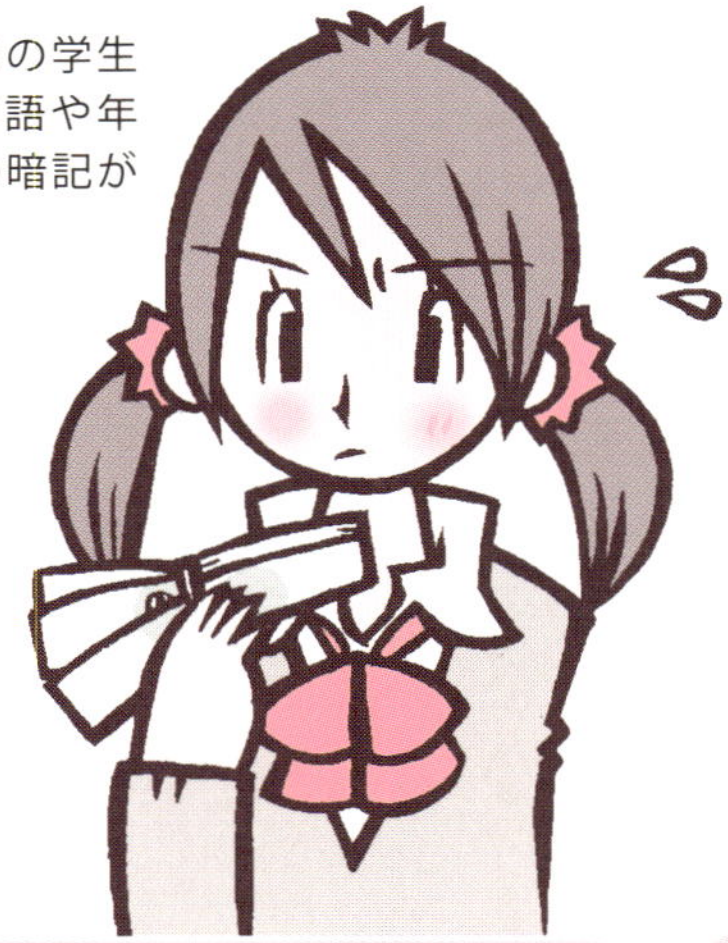

自閉症圏の学生は、英単語や年号などの暗記が得意

必死に勉強している

発達障害がある人は、読み書きや、学んだことの応用などが苦手です。しかし必死に勉強し、うまくできないことを得意の教科でカバーするなどして、進学しています。

受験勉強では

読み書きや、考えをまとめることに、人より時間がかかる。努力しているのに「遅い」と指摘されがち。その困難を克服している

入試のときは

マークシート方式の試験だと、書くことが苦手な学生もとりくみやすい。また、事前に対策をとれるため、本来の力を発揮しやすい

入試前後に支援は必要？

本人が困っていれば、支援は必要です。試験については、特別室での受験など、いくつかの対応が期待できます。診断名を伝えなくても、配慮してもらえる場合があります。主治医や高校の教員などに相談しましょう。

大学に診断名を伝えたい場合は、入試課や学生課などに連絡を。発達障害にくわしい担当者がいれば、入学前から相談できます。また、支援機関や家族会などにも、大学の支援状況の情報が集まっています。

支援の例

- 口頭での指示が苦手。試験当日の指示は書いてもらった
- 会話が得意なので、高校の推薦を受け、面接試験を受けた
- 腹痛が生じやすいため、特別室で受験させてもらった
- 入学前に診断名を伝え、各教科の教員に理解してもらった

人一倍、努力して入学している

勉強面の支援を考えるとき、もっとも大切なのは、発達障害がある学生の、人一倍の努力に目を向けることです。

受験勉強をするときにも、入学して大学の授業を受けるときにも、彼らは必死にがんばっています。それでも、ときにつまずいてしまうのです。

入試をクリアできたのだから、あとは本人の努力しだいだという考えでは、支援が不足することになります。

入学後に新たな課題が

大学では、授業の選び方も受け方も、中学・高校時代と大きく異なります。その変化にとまどう人が多いのです。

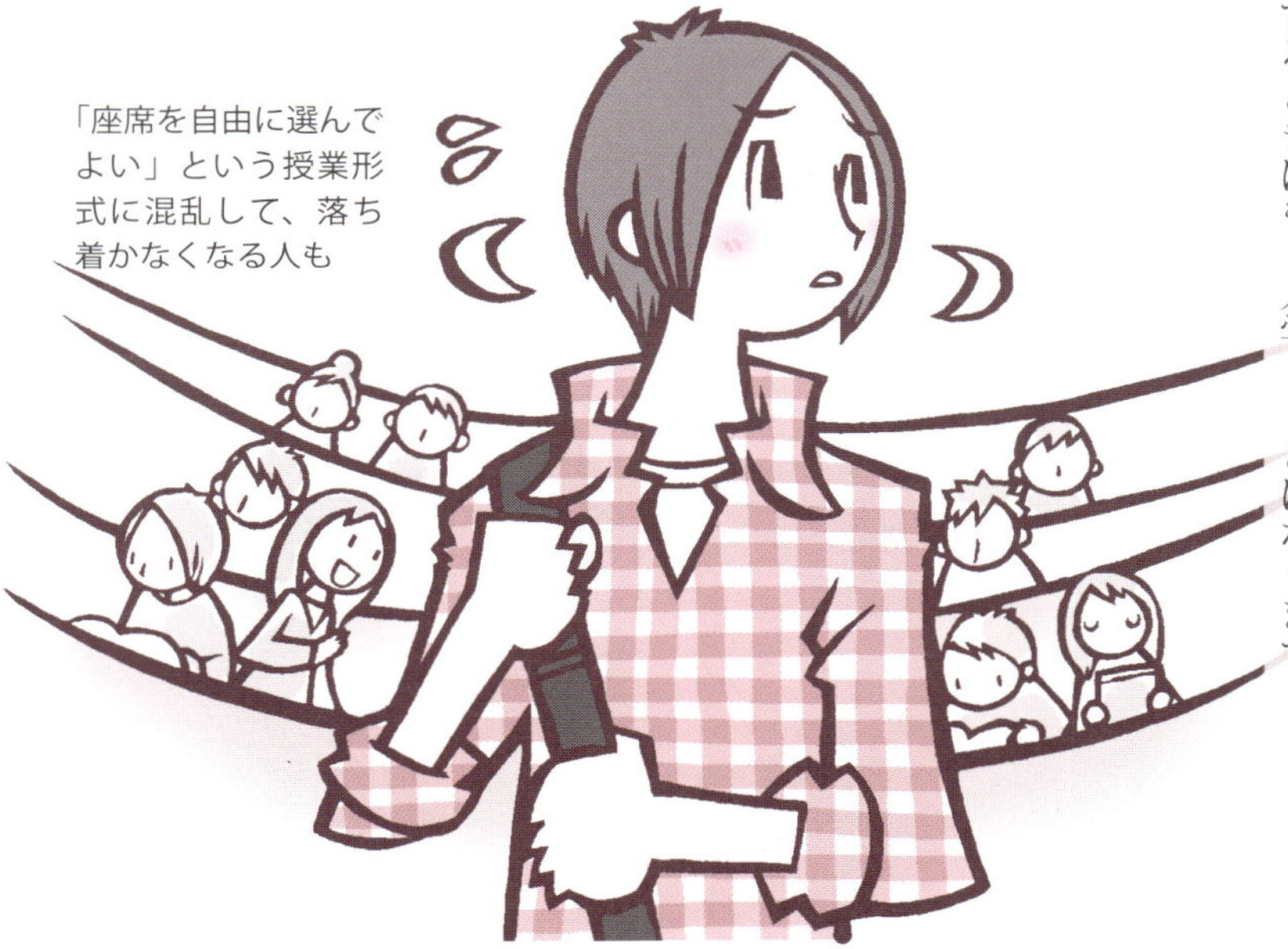
「座席を自由に選んでよい」という授業形式に混乱して、落ち着かなくなる人も

授業形式の変化。想像力や応用力を必要とする課題が増える。意見発表、グループ討論、実習とその後のレポート作成などが難しい

時間割りの作成。大学では授業をすべて自分で選ぶ。こだわりが強い人、不注意の特性がある人などが、誤った選択をすることが多い

卒業後の進路の問題。見通しを立てることが苦手な人は、進路を考えて授業を選ぶことがなかなかできない。無計画な学び方に

入学後は

大学の勉強は、高校までとは大きく異なる（38ページ参照）。受験勉強と入試は乗り越えても、大学の授業で苦しむ人が多い

暗記中心の勉強が、討論・論文中心に

入試を無事に切り抜けた人が、入学後に急に勉強につまずいてしまうのは、大学の勉強の質が、それまでの勉強とは異なるからです。質の変化を理解してください。

勉強のスタイルが変わる

中学から高校、大学へと進むにつれて、学び方に自主性が求められるようになっていきます。大学では授業も学習テーマも、自分で選ばなければいけません。それが発達障害がある人にとっては難題となります。

高校

時間割りはほぼ固定。選択科目があるが、学校側が指示してくれる。テストの問題は暗記中心。論文課題が増える。支援は減る

中学

時間割りが決まっている。テストやレポートも全員一律の場合が多い。テストの問題は暗記中心。記憶力がいかせる。特別支援教育が定着していて、支援が受けやすい

支援は減っていく

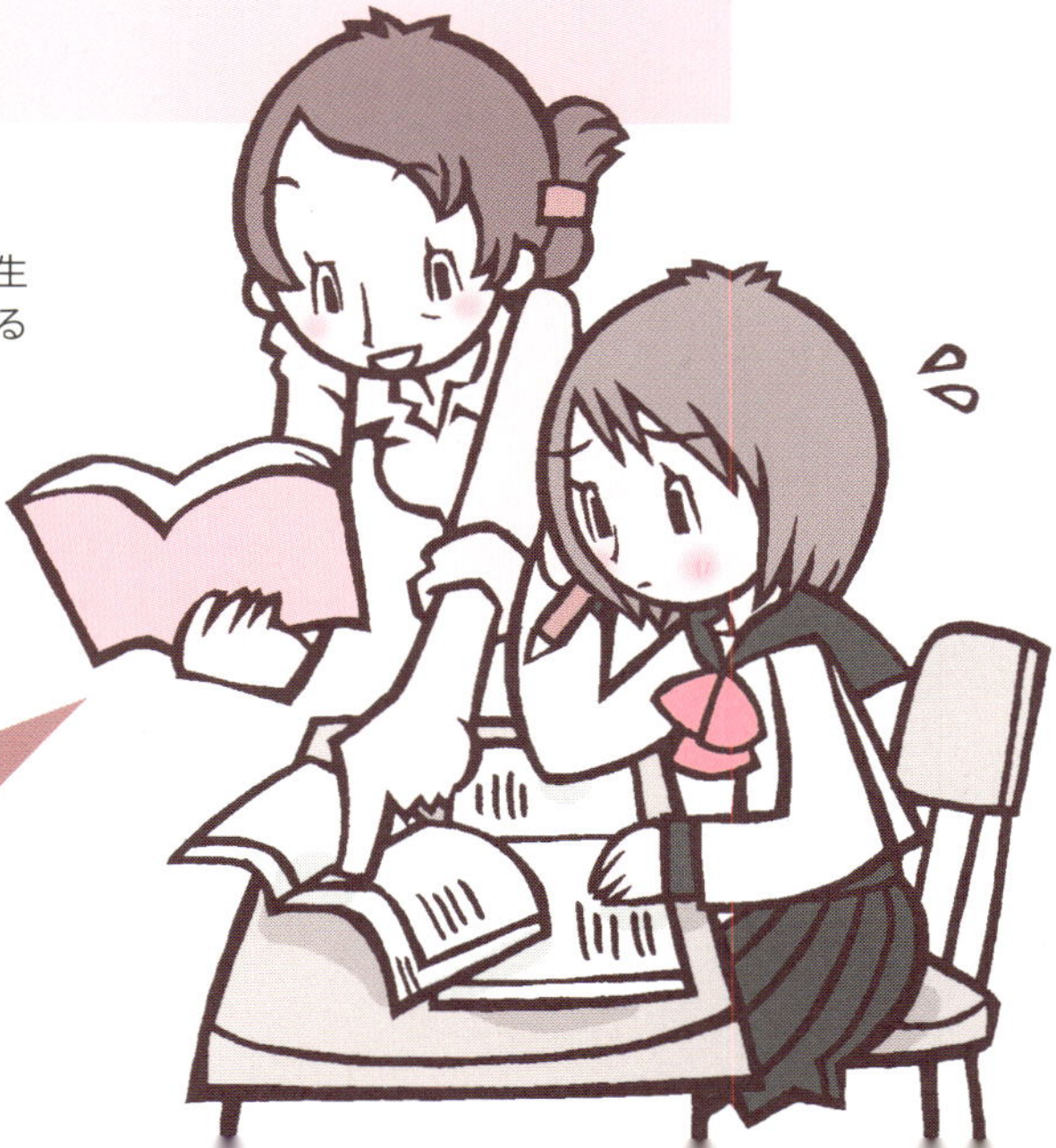

中学では、発達障害に配慮して、先生が個別支援をしてくれるケースもある

小・中学校では特別支援学級や通級指導教室などで、きめこまかな指導が受けられる。教員が支援の知識をもっている

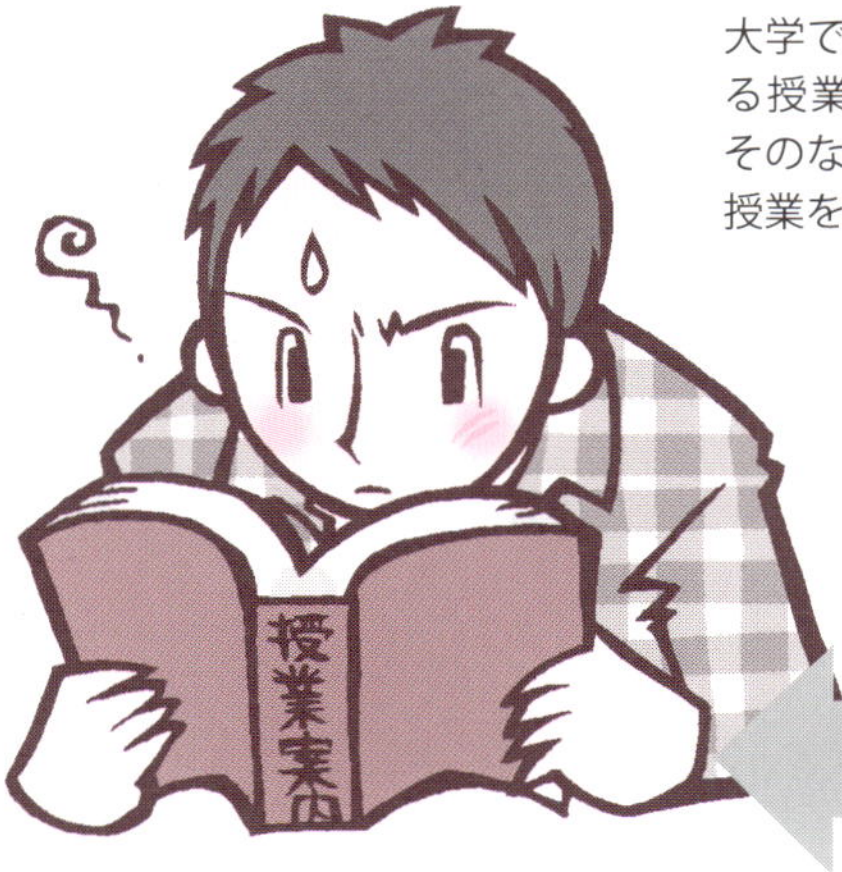

大学では、数十ページもある授業案内を読むことに。そのなかから自分に必要な授業を選ぶことが難しい

大学

時間割りの多くが自由に。論文や実習が増え、課題にも自主性が強く求められる。支援は自ら求めなければ受けられない場合が多い

自主性は強くなる

本人任せのことが一気に増える

中学・高校生活では勉強面の問題が少なかった人が、大学入学後に、授業やテスト、レポートなどで戸惑うことがあります。

大学入学までは暗記中心の勉強が多く、応用力はさほど求められません。枠組みがあり、発達障害の人がとりくみやすい状況です。

入学後は、論文や実習など、学生一人ひとりの考えを求める課題が増えます。サポートが減り、自由が増えます。発達障害がある人にとっては、混乱しやすい状況になるのです。

教育関係者からひとこと

発達障害のある人が、特定分野の豊富な知識をいかして高等専門学校や各種専門学校に入る場合があります。

得意分野であれば、生活が安定しやすいため、専門的な学びをめざすのも、ひとつの選択肢といえます。

最近では、そのような背景を受け、発達障害支援に積極的にとりくむ高等専門学校が増えています。

履修登録が理解できない人がいる

大学での勉強は、授業の履修登録をすることからはじまります。登録は期日までに、正確におこなわなければいけません。事務作業の苦手な学生には、個別支援が必要です。

授業のとり方を間違える

発達障害がある学生にとって、大学の履修規定を理解して、自主的に授業を選び、正確に記入するのは、とても難しいことです。

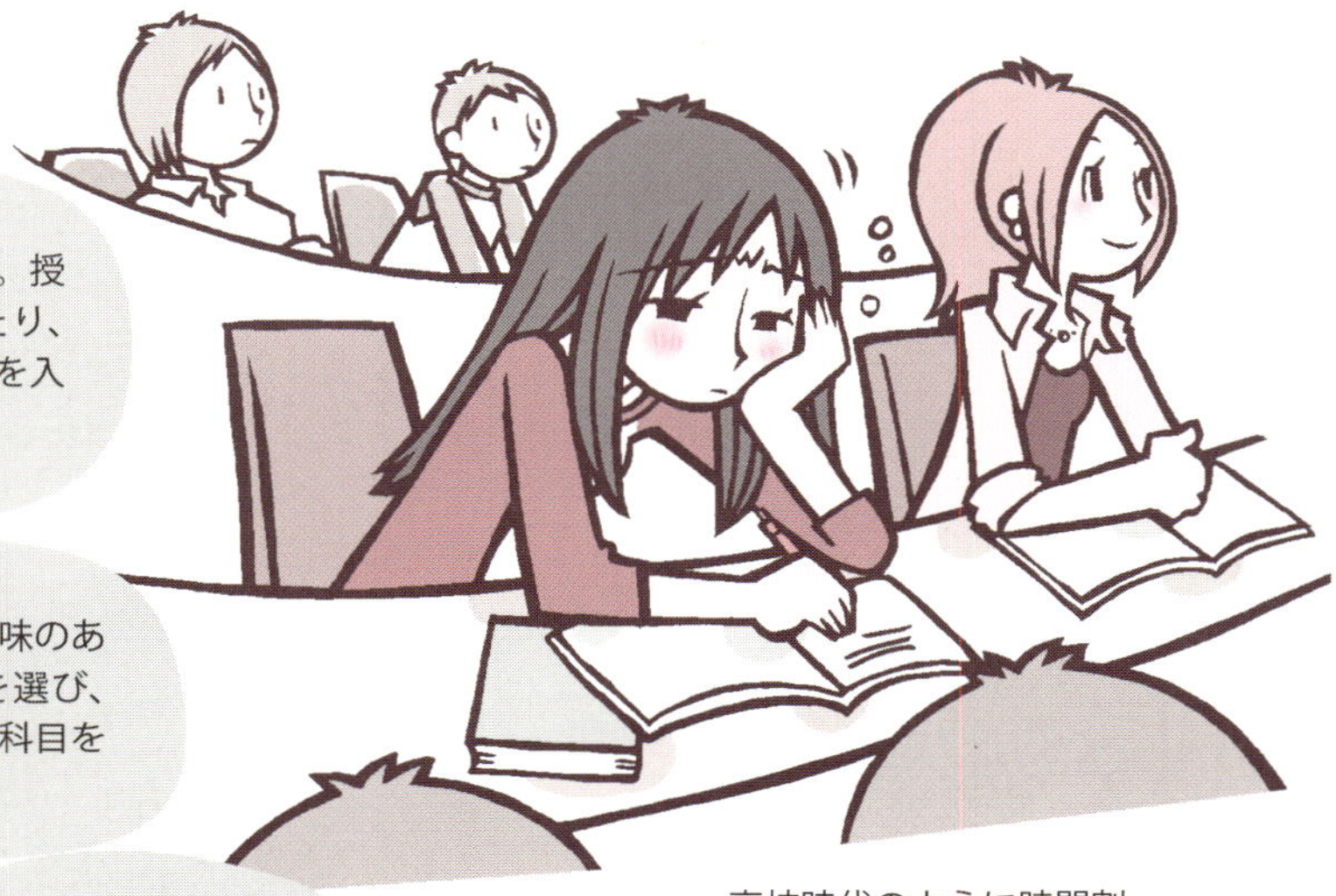

高校時代のように時間割りを埋めるものだと思いこみ、朝から晩まで授業を入れ、疲労困憊《こんぱい》に

困っていること

時間配分で失敗。授業をとりすぎたり、朝と夜だけ授業を入れたりする

選択ミス。興味のある科目だけを選び、進級に必要な科目を登録しない

計画的に選べない。教師志望なのに、無関係な科目ばかりとっている

書き方を間違える。きちんと登録したつもりなのに、登録できていない

提出日を忘れたり、知らなかったりする。寸前にあわてて授業を選択する

状況が把握できていないため、登録していない授業に出席するなどのミスが出る

登録の仕方がわかっていない

発達障害がある学生は、履修登録のインターネット画面の説明や、大学職員の指示を理解できないことがあります。その学生にとって、理解しづらい説明や指示だからです。同じ指示を繰り返し、「あとはよく読みなさい」と言うのでは、対応として不十分です。

背景

- 読み書きや対話が苦手。履修のしくみを理解しづらい
- 社会性の乏しさ。常識的な授業選択ができない
- 想像力の弱さ。見通しを立てられず、適切な授業数にならない

年度の終わりにはじめて気づく

発達障害がある学生は、履修登録に失敗しても、それを自覚できていない場合があります。年度の終わりに単位不足に気づき、あわてて相談しても、解決できないということになりがちです。

履修登録は、事務的な手続きです。例外は基本的に認められません。小さなミスが、その後の一年間に影響してしまいます。

本人がひとりで作業して、失敗してから支援がスタートするのでは、遅いのです。登録前の段階でサポートが必要です。支援によって、学ぶ機会を確保しましょう。

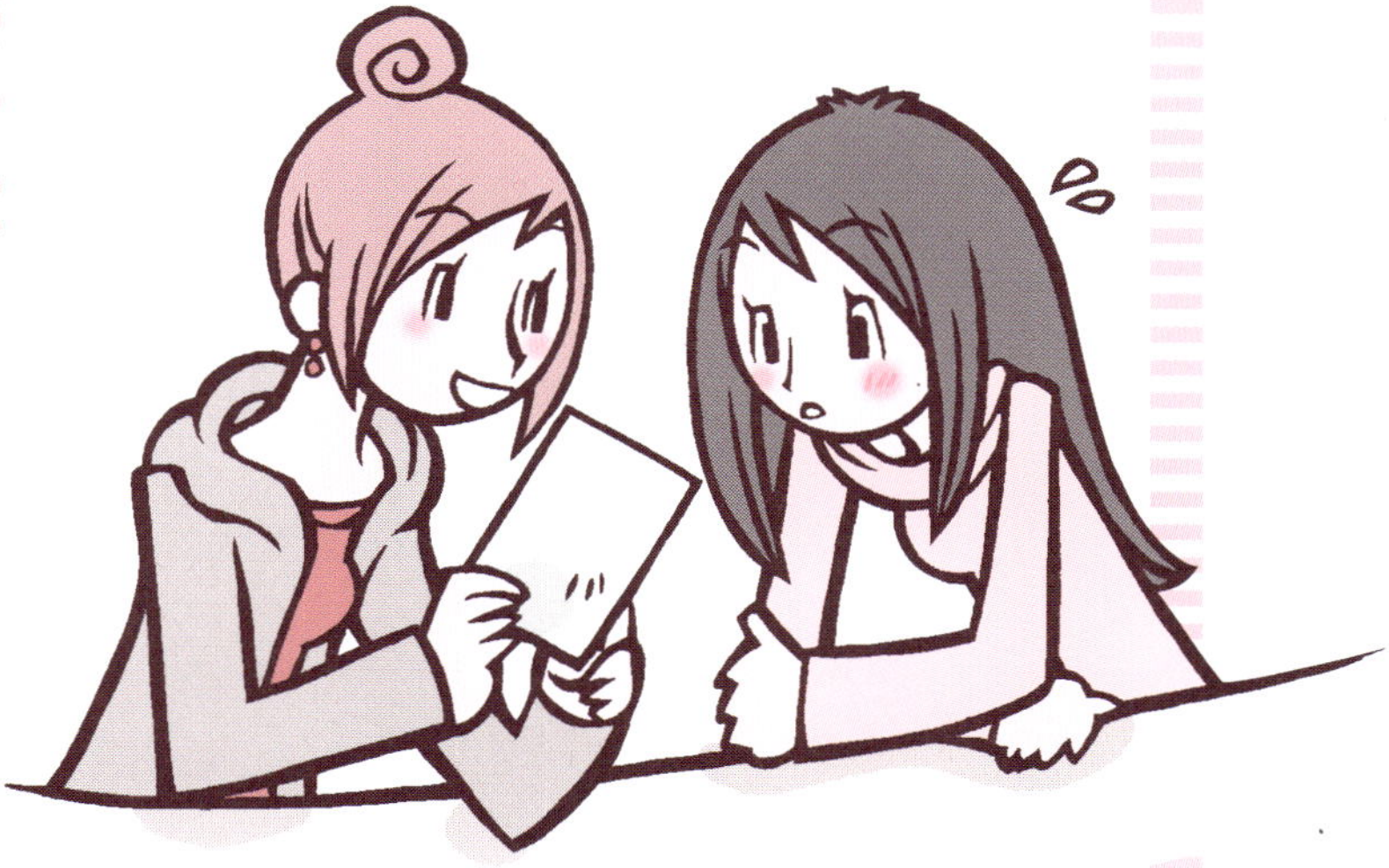

インターネットで登録手続きをする前に、時間割りを印刷して、友達にチェックしてもらう

対応

登録作業を、本人以外の誰かが手伝いましょう。家族、友達、学生課、学生相談室など、誰でもかまいません。本人の希望通りにはできないこともあるため、相談しながら選びます。選び方を図解したもので説明すると、よりわかりやすくなります。

完璧主義のため、一度の欠席で傷つく

発達障害がある人は、ちょっと失敗しただけで、自分を責める傾向があります。善悪や白黒をはっきりさせる完璧主義だったり、自己否定的だったりするためです。

失敗を引きずる

勉強面での失敗を、必要以上に引きずりがちです。十分にがんばっているのに、ひとつ失敗しただけで、自分はダメな人間だと思いこんでしまうのです。

困っていること

大学で勉強をがんばりたいと思っている。授業に熱心に参加する。準備もしている

まわりの私語が気になったり、先生の考えが自分とずれていたりして、ストレスに

ストレスや疲れがたまり、注意不足などもあって、遅刻や欠席をする

欠席したのがつらくて授業に行けなくなり、単位を落とす。さらには不登校気味に

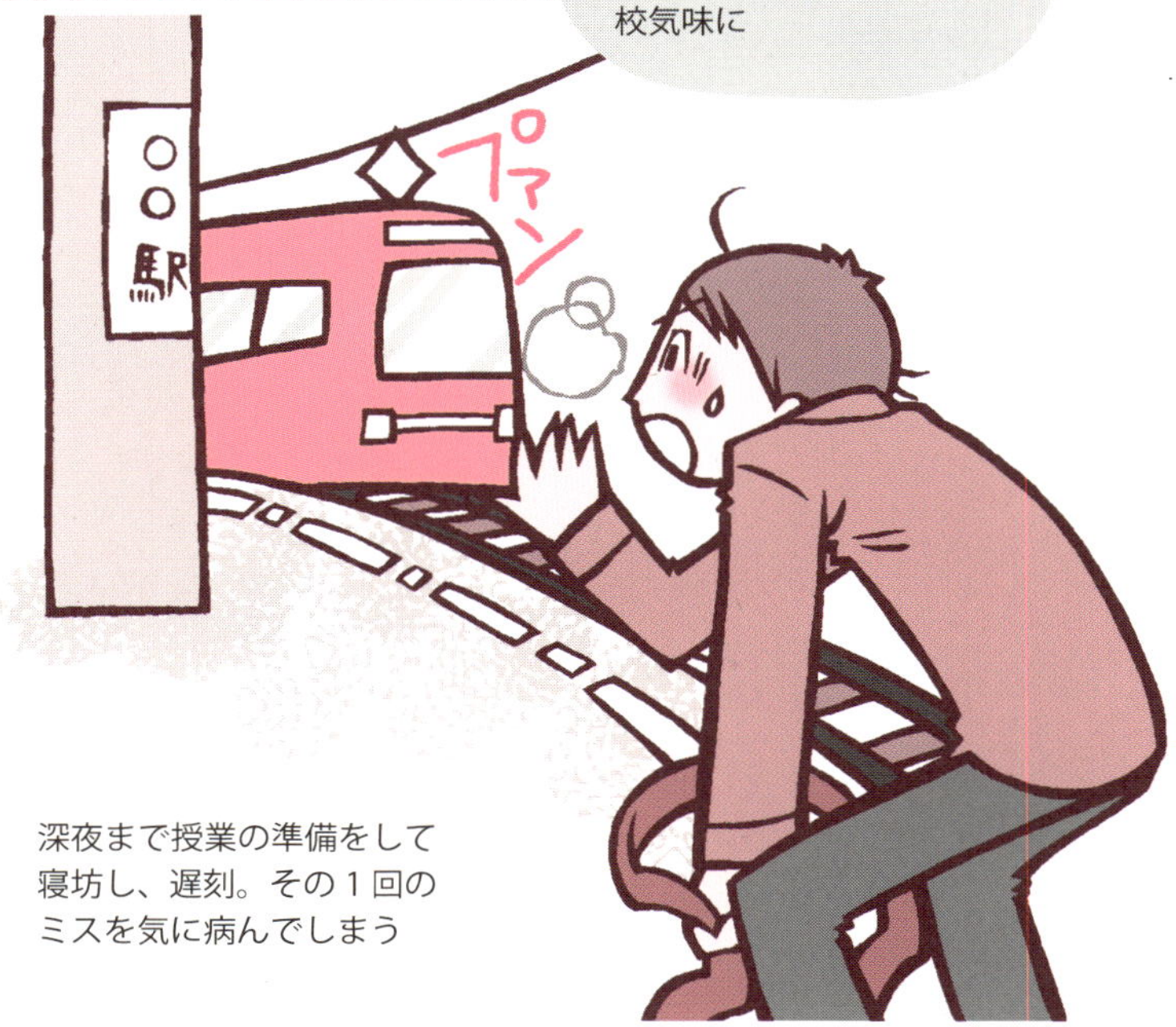

深夜まで授業の準備をして寝坊し、遅刻。その１回のミスを気に病んでしまう

100点か0点か、と考える

発達障害特性の影響で、完璧主義になる人がいます。自分の考え方に固執するアスペルガー症候群の人に多い傾向です。100点以外を認めず、自分を追いつめてしまいます。

背景

- 聴覚過敏。人の私語や物音が気になる

対応

聴覚過敏については、耳せんが活用できます。防音効果の低い耳せんをつけ、先生の近くに座るとよいでしょう。

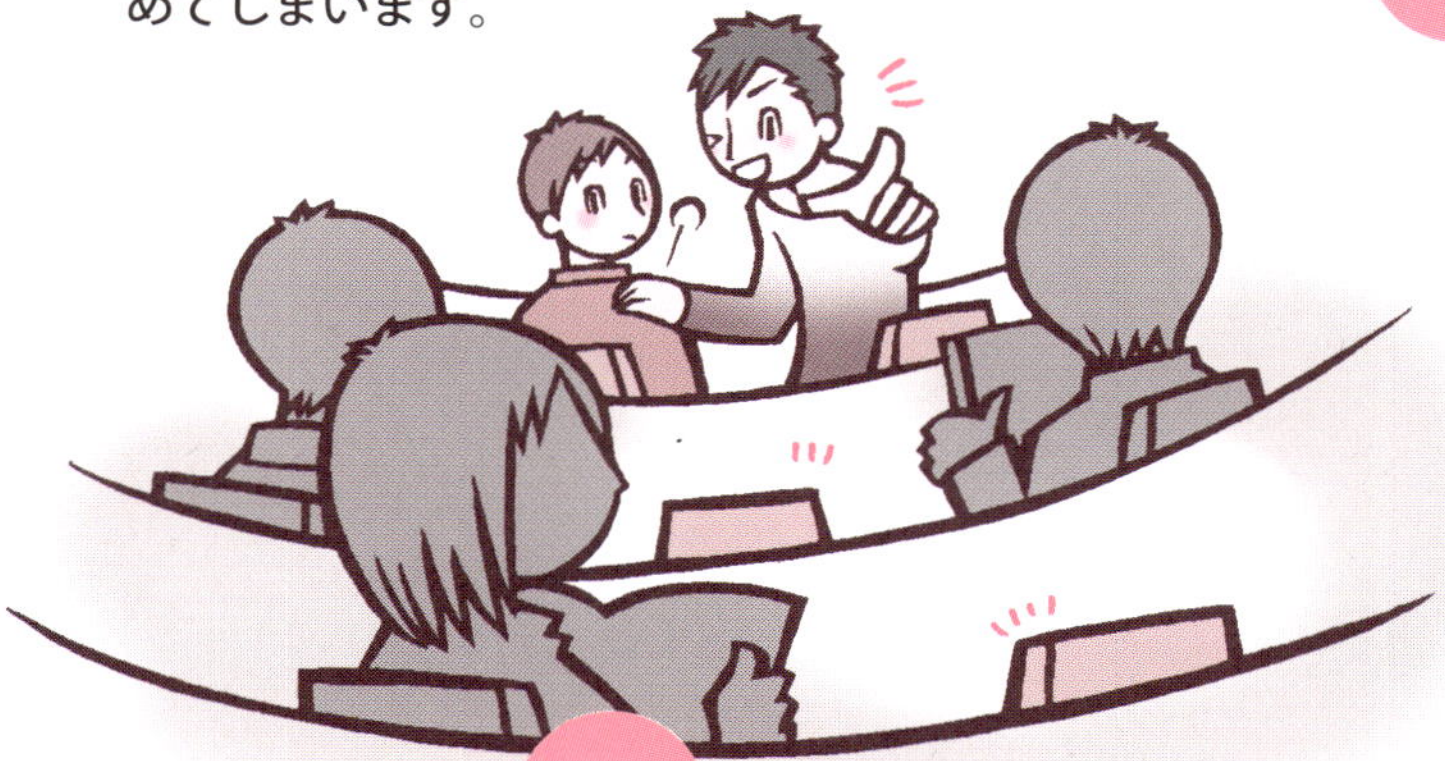

背景

- こだわりの強さ。柔軟な考え方ができない
- 社会性の低さ。先生や友達の考え方に共感しにくい
- 記憶力が強い。失敗した場面が頭から離れない
- 幼いころから注意されがちで、自己否定的になっている

ほかの学生も遅刻や欠席をしていることを伝える。欠席したら次の日にノートを借りるなど、対応も教える

対応

さまざまな考え方のよい面・悪い面を具体的に説明すると、考え方に柔軟性が出ます。また、遅刻や欠席は○回まではしてよい、というルールをあらかじめ定めるのもよい方法です。

一度、欠席しただけで進級をあきらめる

完璧主義が極端になると、欠席を気に病んで、ほかの授業にも出られなくなることがあります。そのまま不登校状態になり、進級をあきらめる学生が現実にいます。

たった一度の欠席が「また来年がんばろう」という考えにまで発展するのです。

周囲が本人の努力を評価して、考え方を変えるたすけとなることが求められます。

友達からひとこと

アスペルガー症候群の友人が、毎日登校しないと気持ち悪いと言って、夏休みも学校に通っていました。「授業がないんだからアルバイトをしたら」と提案したら、喜んで働きはじめました。学校以外の目的がほしかったようです。

ゼミでは意見交換のつもりが口論に

自閉症圏の人も、ＡＤ／ＨＤの人も、討論が苦手です。一方的な主張をしたり、感情的な反論をしたりして、口論になりがちです。話し方を確認しましょう。

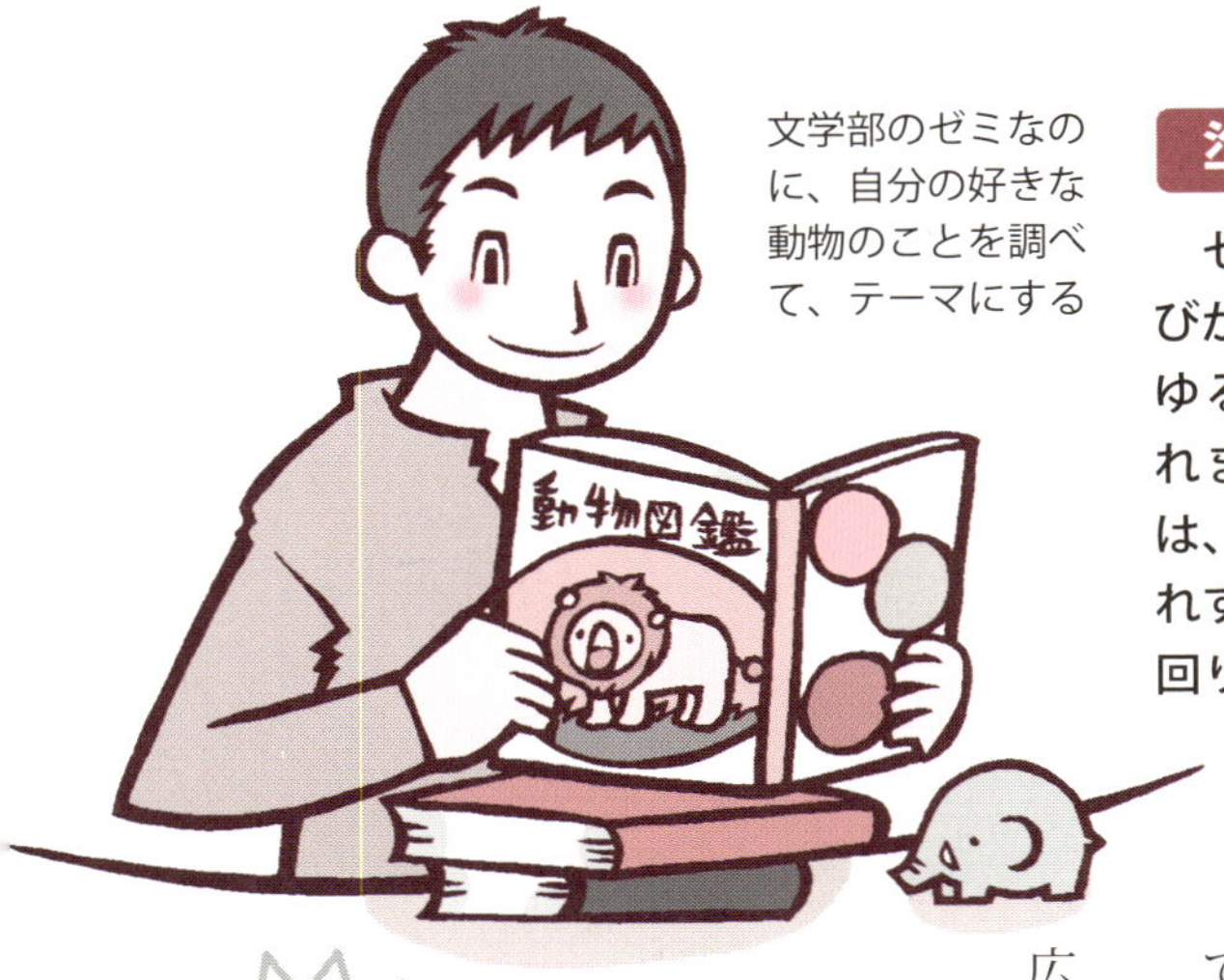

文学部のゼミなのに、自分の好きな動物のことを調べて、テーマにする

準備も発表も苦手

ゼミの授業では、テーマ選びから発表、討論まで、あらゆる作業に自主性が求められます。発達障害がある人は、興味のあることに熱を入れすぎて、準備も発表も、空回りしがちです。

悪気はないが言い争ってしまう

発達障害がある人は、よくも悪くも、独特な主張をする傾向があります。その特徴が、ゼミの授業での空回りにつながっています。ゼミで毎回のように口論を繰り広げていれば、どうしても問題視されます。ほどほどという概念ができにくいのです。口論にならないように、準備の段階から、教員などがアドバイスする必要があります。

口が悪いようにみえても、本人に悪気はありません。ゼミの問題は、対応すれば改善できます。

困っていること

ゼミの内容にそぐわないテーマを選ぶ。ずれを指摘されても理解できない

発表内容や自分の意見が長すぎる。クラスメートに配るレジュメが数十枚に

背景

- 興味の範囲が狭い。自分では視野を広げられない
- 過剰に集中・努力する傾向がある

人の立場に立てない

発達障害がある人は、他人の立場や気持ちに配慮せず、発言することがあります。それは特性があるからで、性格が悪いからではありません。ルール設定などでサポートしてください。

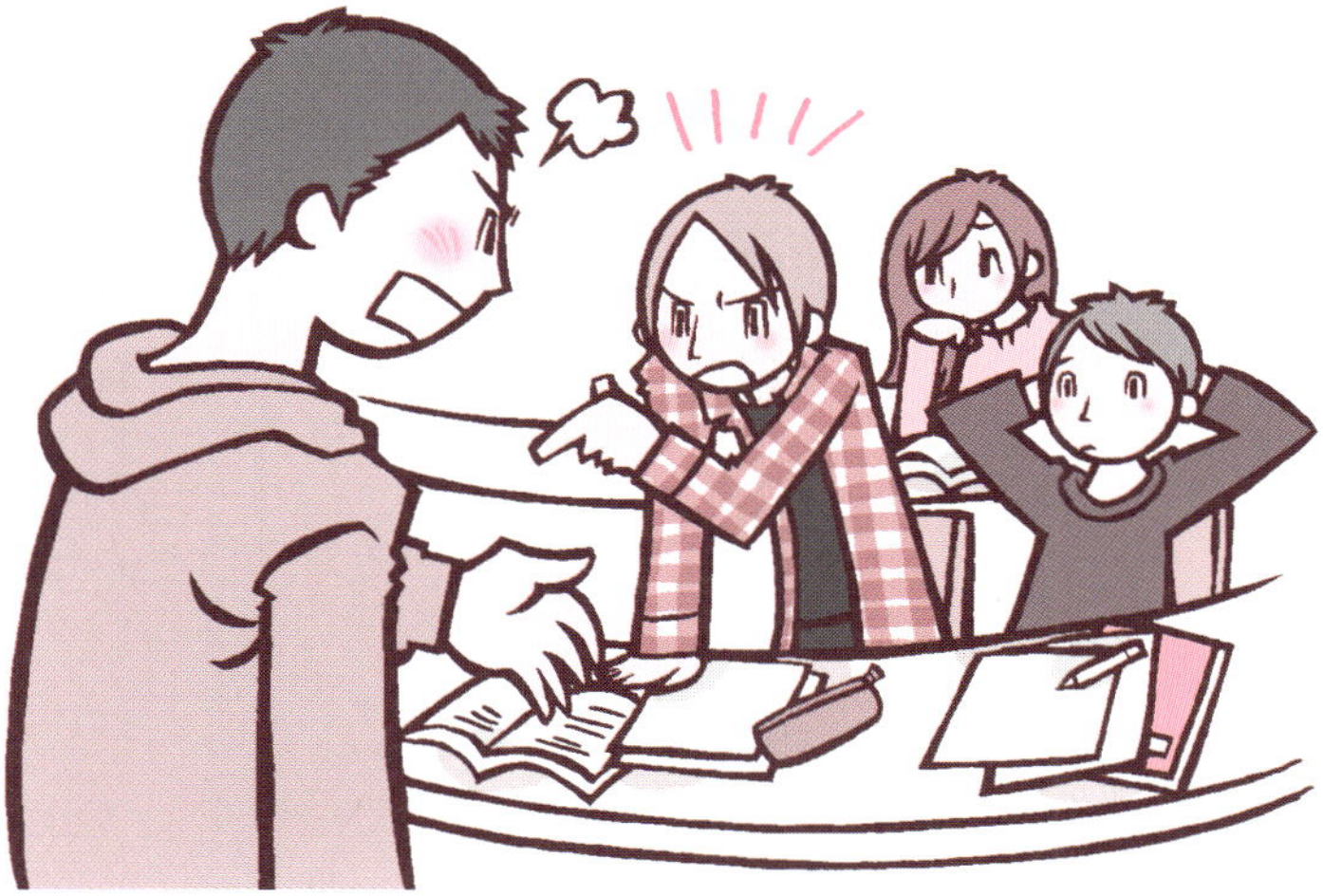

テーマ設定の不備を指摘されて、感情的に反論。口論になってしまう

型通りの文章を書き、読み上げる。自分の意見になっていない

主張が強い。ほかの学生の考え方に、理解や共感を示さない

意見交換のときの言い方がきつい。相手が怒るような言葉をつかう

口論になる。討論にならず、相手の考えを否定するような言い合いに

意見発表が空回り。テーマも主張も独特で、人と話がかみあわない

背景

- 社会性の乏しさ。共感するのが苦手
- コミュニケーション能力の特性。人の表情やしぐさの意味を読みとれない。なにごとも字義通りに理解している
- 衝動性の強さ。よく考える前に話してしまう
- 想像力の弱さ。ひとつの考え方にこだわる

対応

テーマを選ぶときに、ゼミの先生や学生と相談しましょう。周囲とのずれが修正できます。口論を防ぐには、発言は最長5分、人の意見は最後まで聞くなど、ルールをもうけるのが効果的。周囲が、発達障害がある学生の独特の話し方に慣れることも必要です。無理に共感させようとするのは、さけてください。

テストは形式しだいで難しい場合も

授業にまじめに出席していて、知識もあるのに、テストで点がとれないという場合には、テストの形式への配慮が必要かもしれません。

実力を発揮できていない

大学には面接、資料持ちこみ、特別教室での作業など、さまざまな形式のテストがあります。発達障害がある学生は、それらの形式に適応できず、力が発揮できないことがあります。

実施日、会場、必要な資料などの情報が把握できていない
ノートをみながら答えてよいテストなのに、その情報を知らず、ノートなしで受けることに
準備不足。覚えておくこと、調べておくことができていない
口頭での指示がわからない。面接形式の問いかけにうまく答えられない
教室移動で混乱する。開始時間までに会場にたどりつけない
試験官が指示した通りに作業できない。必要事項を書きもらしてしまう
困っていること
緊張すると体調不良になりやすい。万全の状態でテストを受けられない
作文が書けない。自由筆記の問題はほとんどが空欄のままに

テストの非日常性に混乱する

中学・高校までのテストと形式が異なる場合に、混乱しやすくなります。形式が特殊であればあるほど、支援が必要です。

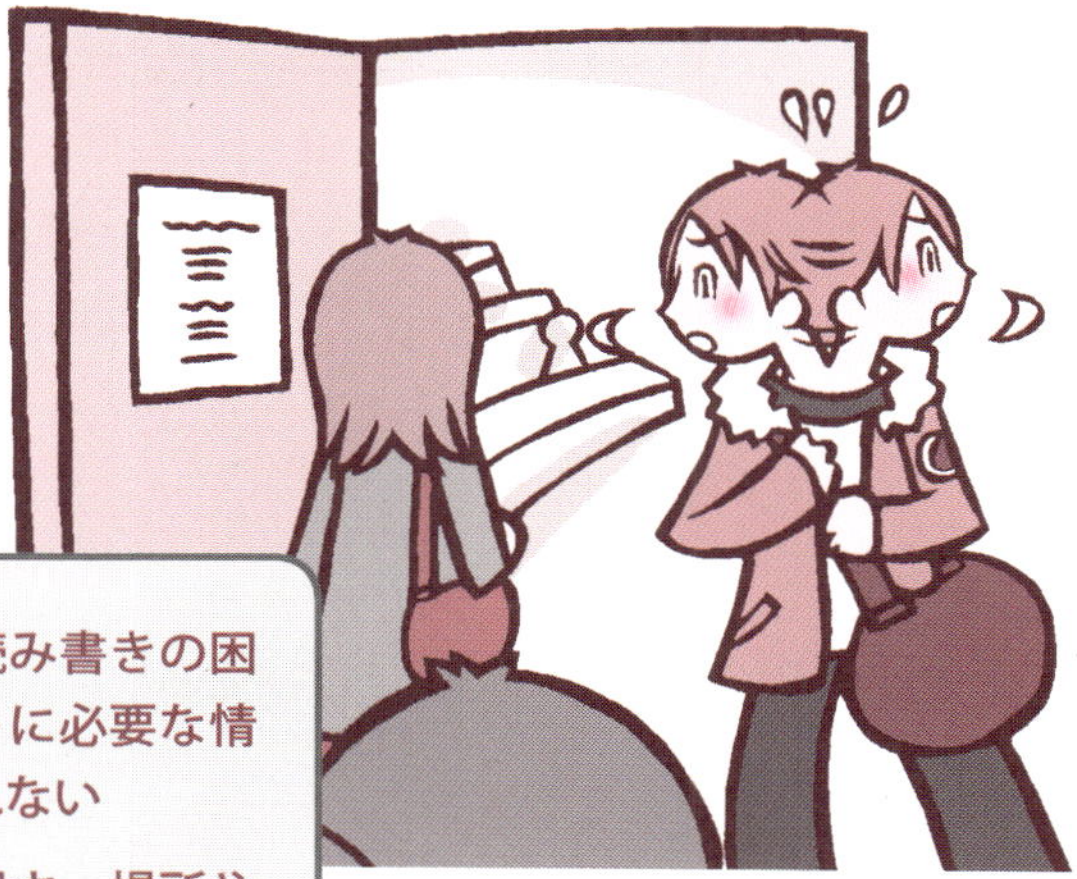

テストの会場に行かず、いつも授業がおこなわれる教室に行ってしまい、テストが受けられない

背景

- 不注意や読み書きの困難。テストに必要な情報が得られない
- 想像力の弱さ。場所や時間などの非日常性がストレスに。不安を感じて、本来の力を発揮しきれない
- 多動性。白黒はっきりしない、自由度の高いテストで、答えをしぼりきれない

対応

日頃から、先生や友達に情報の見落としが多いことを伝え、協力を頼んでおきます。テスト前に、周囲によく確認しましょう。場所を下見したり、同じような問題を練習したりすると、当日の混乱がやわらぎます。

知識はあるのに結果が出せない

発達障害がある学生は、対話や作文など、一部の作業を極端に苦手とすることがあります。その苦手な作業でテストを受けると、当然、力を発揮しきれません。

授業の内容は理解したのに、テストが面接形式だったために学んだことを説明できず、単位を落とすということが、実際に起きています。形式への配慮が必要です。

大学教員からひとこと

学生相談室の職員から、発達障害の学生に対する配慮を頼まれました。

最初は誤解してテスト免除で単位取得としましたが、職員から「それでは過剰支援になる」と言われて、くわしい説明を受けました。

説明を受けて、はじめてどんな支援が必要か理解できました。教育的配慮にもいろいろあるので、私たち教員にはできるだけ具体的な情報を伝えてほしいですね。

期限内に論文をまとめるのが苦手

提出期限や文章量、テーマの選び方、書類の体裁など、さまざまな点に注意しながら論文をまとめるのは、発達障害がある学生には難しいことです。

いつまでもまとまらない

発達障害がある学生は、ひとつの作業に集中しすぎることがあります。資料集めや文章の推敲《すいこう》に熱中するあまり、論文がいつまでたってもまとまりません。

困っていること

- 適切なテーマを選べない。指示が理解しきれない
- 資料をどのくらい集めればよいか、わからない
- 論文のもとになる実習や実験で、緊張して失敗する
- 調べたことや実験結果を、整理してまとめるのが苦手
- 整理できても、それを文章にするのに時間がかかる
- 期限内に終わらない。9割できていても満足できない

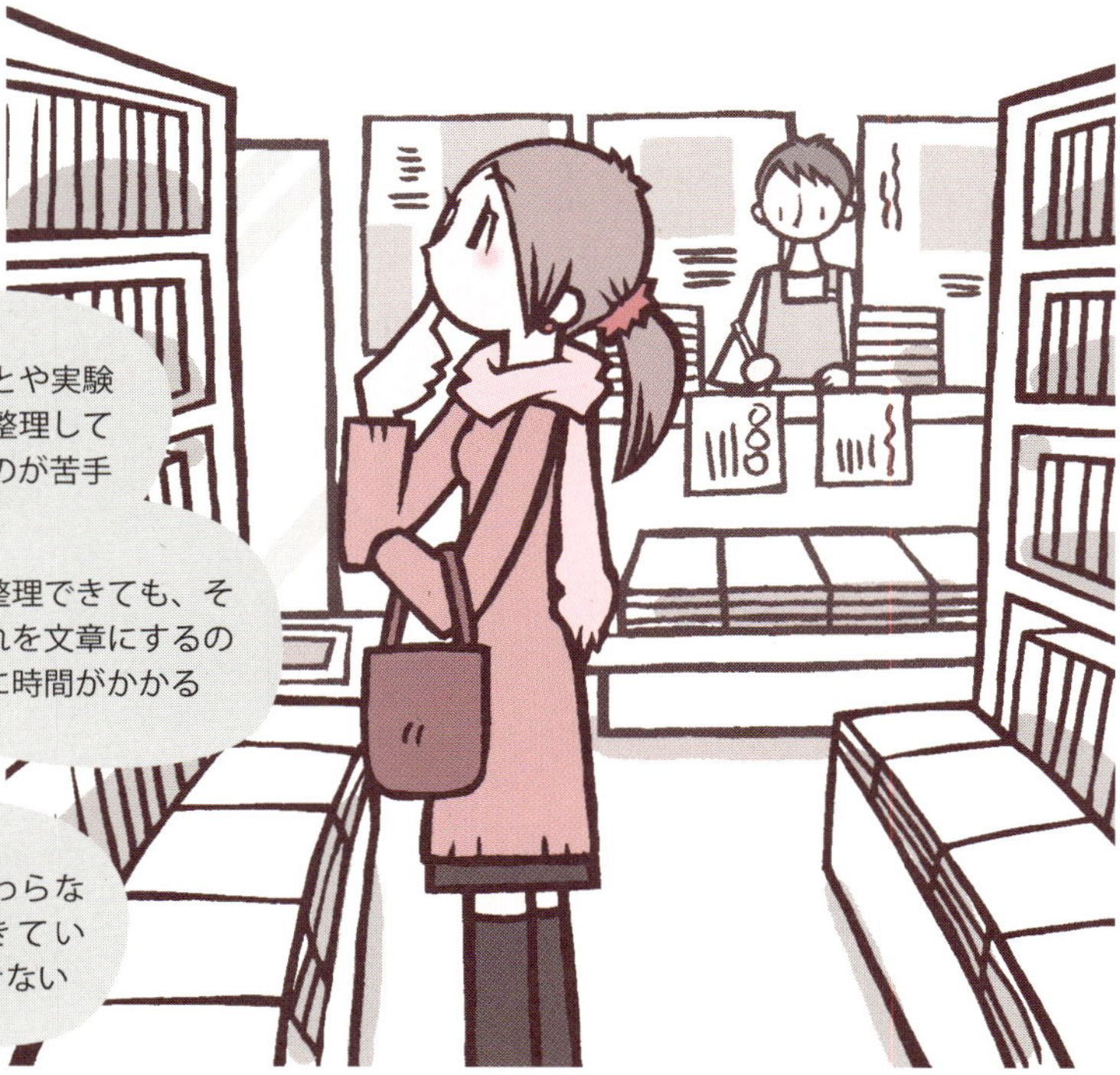

論文を提出する日の朝がきたのに、まだ資料を探している。期日にあわせて作業できない

優先順位がわからない

　論文をまとめることができないのは、特性の影響で計画性や実行力が乏しいから。がんばって資料を集めたものの、どこから手をつければよいか、わからないという状況です。

優先順位を紙に書いて、貼っておく。迷わずに作業できる

背景

- 想像力の弱さ。自分でテーマを考えることが苦手
- 作業全体に目が向かない。いま気になる資料に集中する
- 過去の失敗体験の影響で、緊張しやすくなっている

対応

　テーマも資料も自由に選んで書くのは難しい場合もあります。教員や友達と相談して、ある程度、方向性を定めてから作業しましょう。

背景

- ものごとを遂行する能力が弱い。作業が人より遅い
- 情報を整理するのが苦手。重要なことと些《さ》末《まつ》なことの違いに気づきにくい

対応

　作業をこまかく分け、優先順位をつけましょう。そして、ひとつずつ着実に進めていきます。資料の重要性を決める際には、教員からアドバイスをもらうとよいでしょう。

長丁場の作業を計画的にこなせない

　論文やレポートの制作には、時間がかかります。資料を調べたり、自分の意見を文章にまとめたりするのは、すぐにできることではありません。

　教員から指示された提出期限までの間に、計画的に作業を進めることが必要です。

　発達障害がある人は全体に目を向けることが苦手で、細部には気がつくのですが、順序よく作業を進めることがなかなかできません。

　論文やレポートのように、長丁場になる課題の場合は、人にサポートしてもらいましょう。部分的に支援を受ければ、あとは自分で仕上げられます。

履修登録と課題提出には助言を求める

勉強面でとくに困るのは、期限が定められていることです。期限を気にしてあわてると、状況はさらに悪化します。あせらず、人に相談しましょう。

どうしても苦手なこともある

発達障害があると、読み書きや指示の聞きとりなど、どうしても苦手なことが出てきます。それを否定しても、なにもはじまりません。苦手なこととして受け止め、対応していきましょう。

得意

好きなことへの集中力が優れている。熱意もある

自閉症圏の人は、誠実に妥協せず作業にとりくめる

AD/HD の人は、自由な発想と判断の速さが特徴的

苦手

情報を注意深く読み、条件にそって正確に記入する

自閉症圏の人はテーマを自由に選ぶのが苦手。迷ってしまう

期日までに提出する。複数のことを念頭におき、先を見越して計画的に作業を進める

想像力の弱さ、不注意、読み書きの困難などは、消えるものではない。気持ちで対処できないこともある

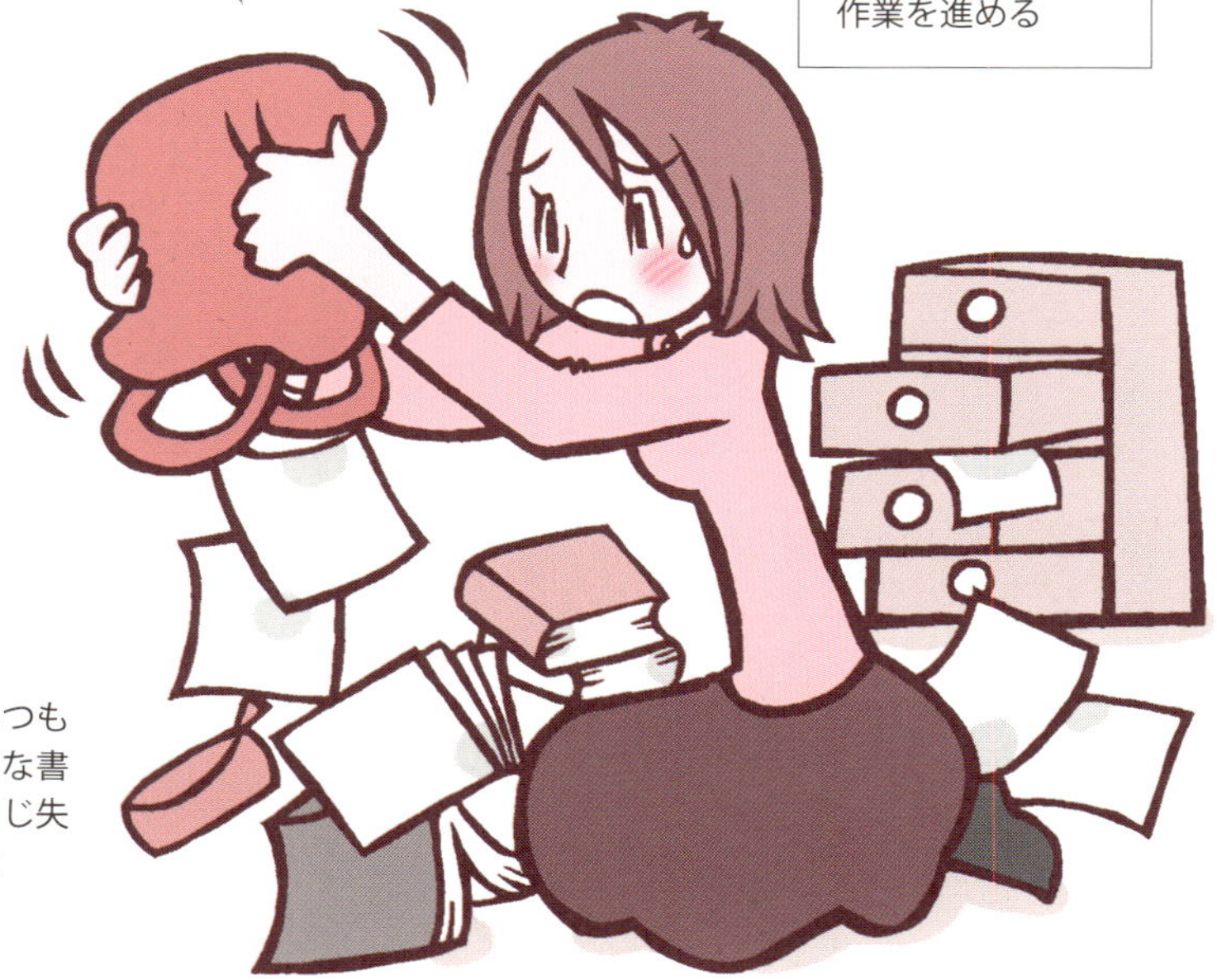

気をつけているつもりなのに、大事な書類をなくす。同じ失敗の繰り返しに

苦手なことは人を頼る

苦手なことを克服するためには、大変な努力が必要です。ひとりで工夫していても、なかなかうまくいかないでしょう。人の力を借りることも考えてください。

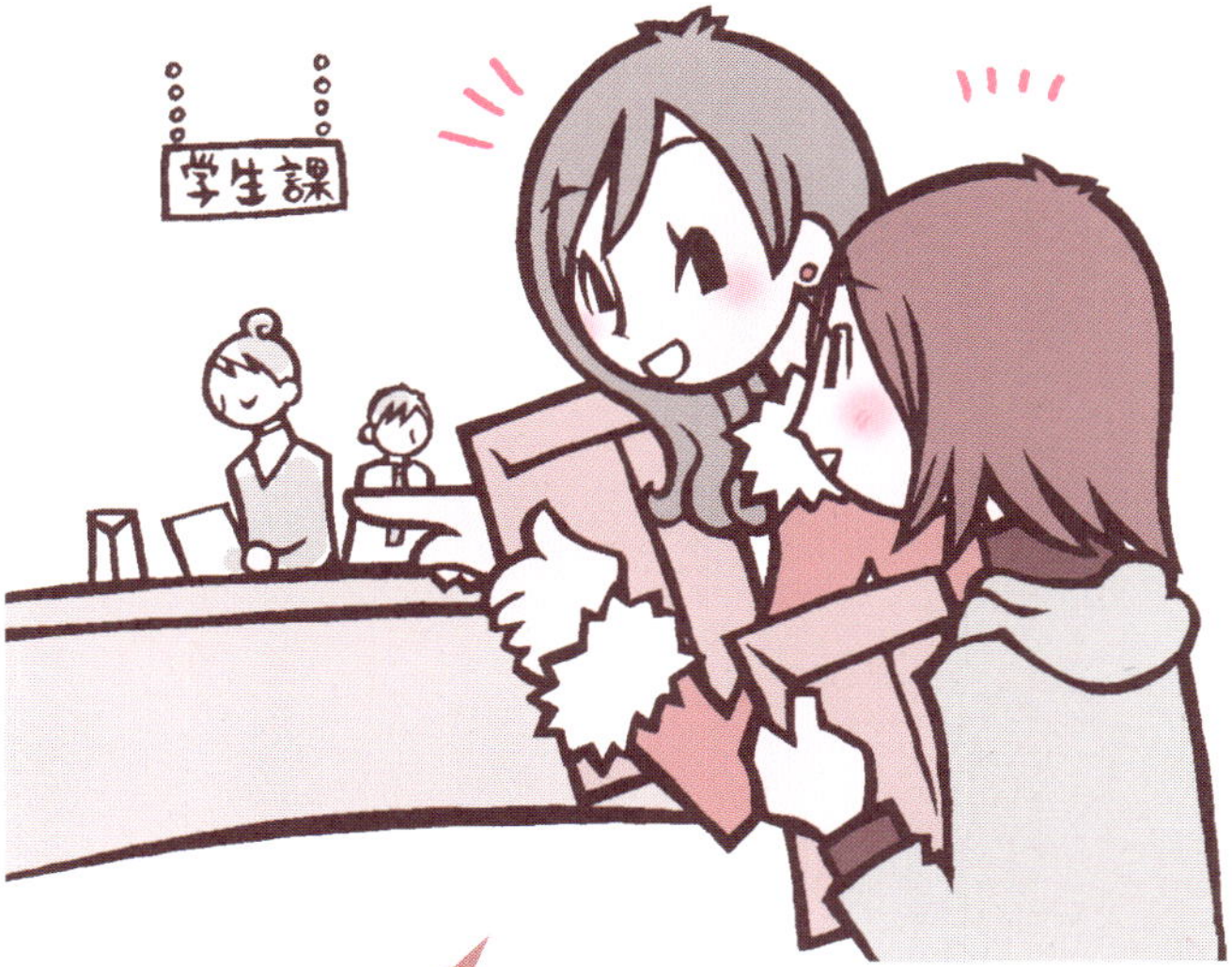

書類の提出日には友達に同行してもらう。提出前にチェックも頼む

人に協力してもらうと、苦手なこともある程度、できるようになる。得意にはならないが、問題は減る

失敗が減る

本人ができること

人に相談する

提出物のことは同じ学科の友達や大学の事務職員に聞くとよい

アドバイスをもらう

課題の内容について、各教科の教員に質問して助言してもらう。また、作業は一つひとつ順次進める

確認してもらう

同じ課題にとりくんでいる友達に、チェックを頼む。家族に協力してもらうのもよい

大学生でいるうちに苦手なことを知る

勉強を通じて、苦手な作業を把握することは、学生時代だけでなく、将来にも役立ちます。

大学を卒業して仕事をはじめるとき、自分になにができて、なにができないかがわかっていれば、仕事での失敗が減ります。

履修登録のような事務手続きや、提出期限のある課題には、社会に出てからも、とりくまなければいけません。その練習の意味もふくめて、いまから苦手な作業に対処するようにしましょう。

職員のアドバイスを受けて、無事に進級したＢさん

登録ミスに気づき、担当教員に直談判。しかし登録の問題は教員にはどうにもできなかった

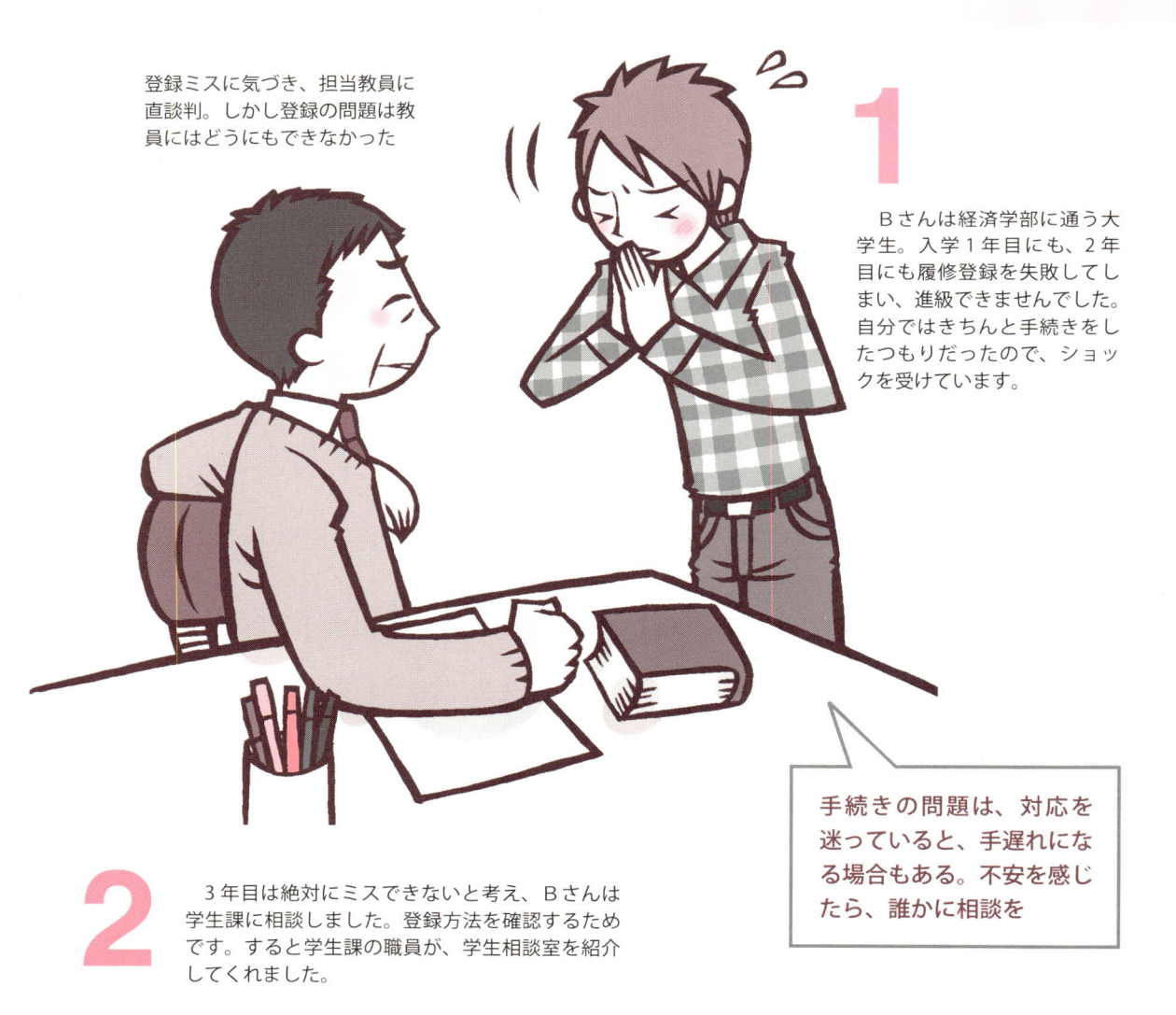

1

Ｂさんは経済学部に通う大学生。入学１年目にも、２年目にも履修登録を失敗してしまい、進級できませんでした。自分ではきちんと手続きをしたつもりだったので、ショックを受けています。

2

３年目は絶対にミスできないと考え、Ｂさんは学生課に相談しました。登録方法を確認するためです。すると学生課の職員が、学生相談室を紹介してくれました。

手続きの問題は、対応を迷っていると、手遅れになる場合もある。不安を感じたら、誰かに相談を

3

学生相談室では、カウンセラーが相談にのってくれました。履修登録以外の悩みも伝え、アドバイスを受けました。その後、家族もまじえて何度か話すうちに、家族が発達障害の可能性に気づきました。

発達障害がある人は、ものごとを理解するのに人より時間がかかることが多く、疲れやすい。体力にも配慮して、授業を選ぶとよい。夕方まで授業に出る日の翌日は、朝の授業を登録しないなどの対応ができる

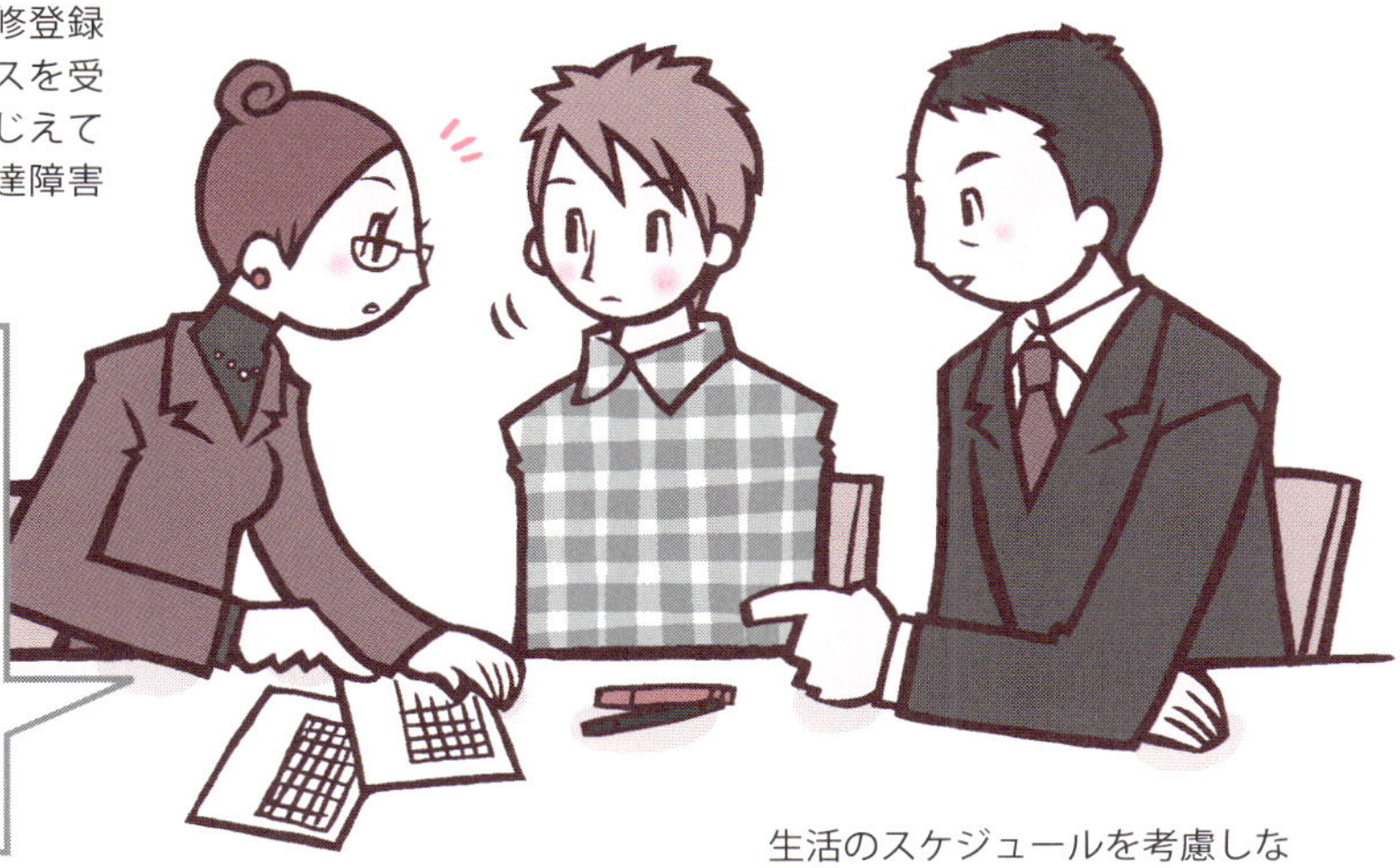

生活のスケジュールを考慮しながら、時間割りを作成。登録の詳細は事務職員に質問した

レポート制作に不安があったため、担当教員に定期的に指導してもらった。無事にレポートが完成

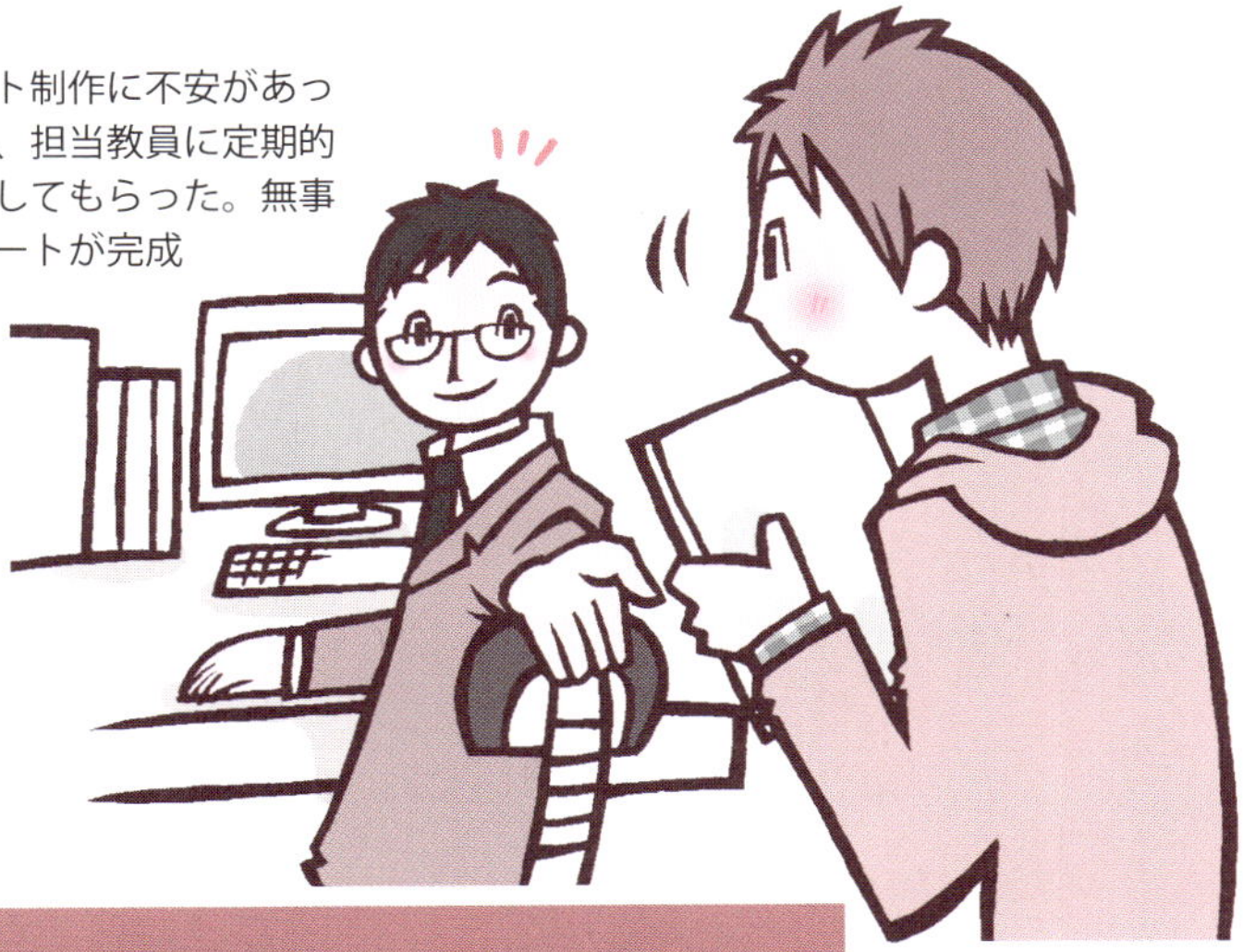

4

Ｂさんはインターネットで発達障害を調べました。思い当たるふしがあったので、より専門的な支援をカウンセラーに依頼。履修登録はカウンセラー、学生課の事務職員と相談しながらおこないました。

5

支援を受けながら登録したため、ミスがなくなりました。また、カウンセラーを通じて各教科の教員に支援の要請がいき、テストやレポートなどのときにも配慮されるようになり、Ｂさんは見事、進級しました。

勉強面で不安を感じたら、すぐに学生課や学生相談室に相談しましょう。ひとりで考えても思いつかない、適切な支援策をアドバイスしてもらえることがあります。後手後手にまわる前に、早く相談を。

家族・大学ができること

教員もまじえて情報交換をする

家族や大学の相談窓口の職員だけでは、勉強面の支援はうまくいきません。各教科の担当教員にも協力を求めましょう。

教員の理解があると授業に適応しやすい

家族や大学職員は、学生を支援することはできますが、いっしょに授業に出ることは、基本的にできません。授業中に学生と接するのは教員です。教員にも発達障害を理解してもらいましょう。

各教科の教員が発達障害の特性を理解していれば、授業中、学生に極端に苦手な作業をさせることは減ります。テストやレポートにも、適度な配慮が得られるようになります。

過不足ない支援をするためには、教員との連携が欠かせません。

困っていることを知る

発達障害の特性を表面的に理解するだけでは不十分です。学生一人ひとりの個性や、いま困っていることにも目を向けて、状況にあった対応を探っていきます。

よくある誤解

- 発達障害がある人はテストが免除に。単位が無条件で取得できる
- 学生全員に平等に対応するため、特別な支援はおこなわない
- 発達障害特性があると学びにくい授業は、受講をすすめない

困っていることに目を向ける

学習支援の考え方

- 障害があるからといって、必ずしも支援が必要とはかぎらない
- 本人が困っている場合に、支援を考慮する。個々の悩みに目を向ける
- 学生本人から学ぶ機会を奪わない。本人の意思を尊重する
- どの教科書を使うか指示する。講義をまとめた書面を配る

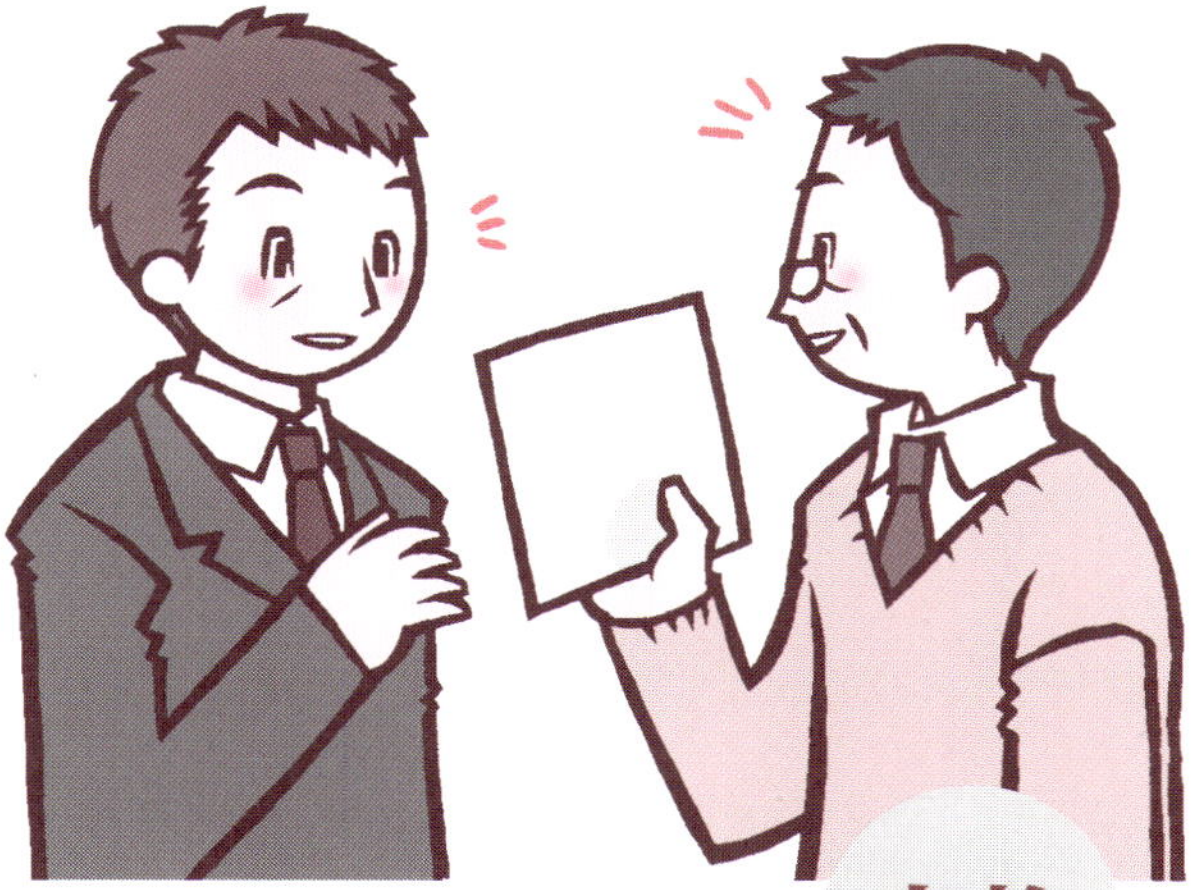

実践している支援を文章にまとめ、関係者間で回覧する。プライバシーには配慮

担当教員の協力が必要

家族や大学職員は、担当教員と情報交換をしましょう。発達障害がある学生本人のうったえだけでなく、教員がみた授業中の様子や課題提出時のトラブルなども把握し、支援を考えます。

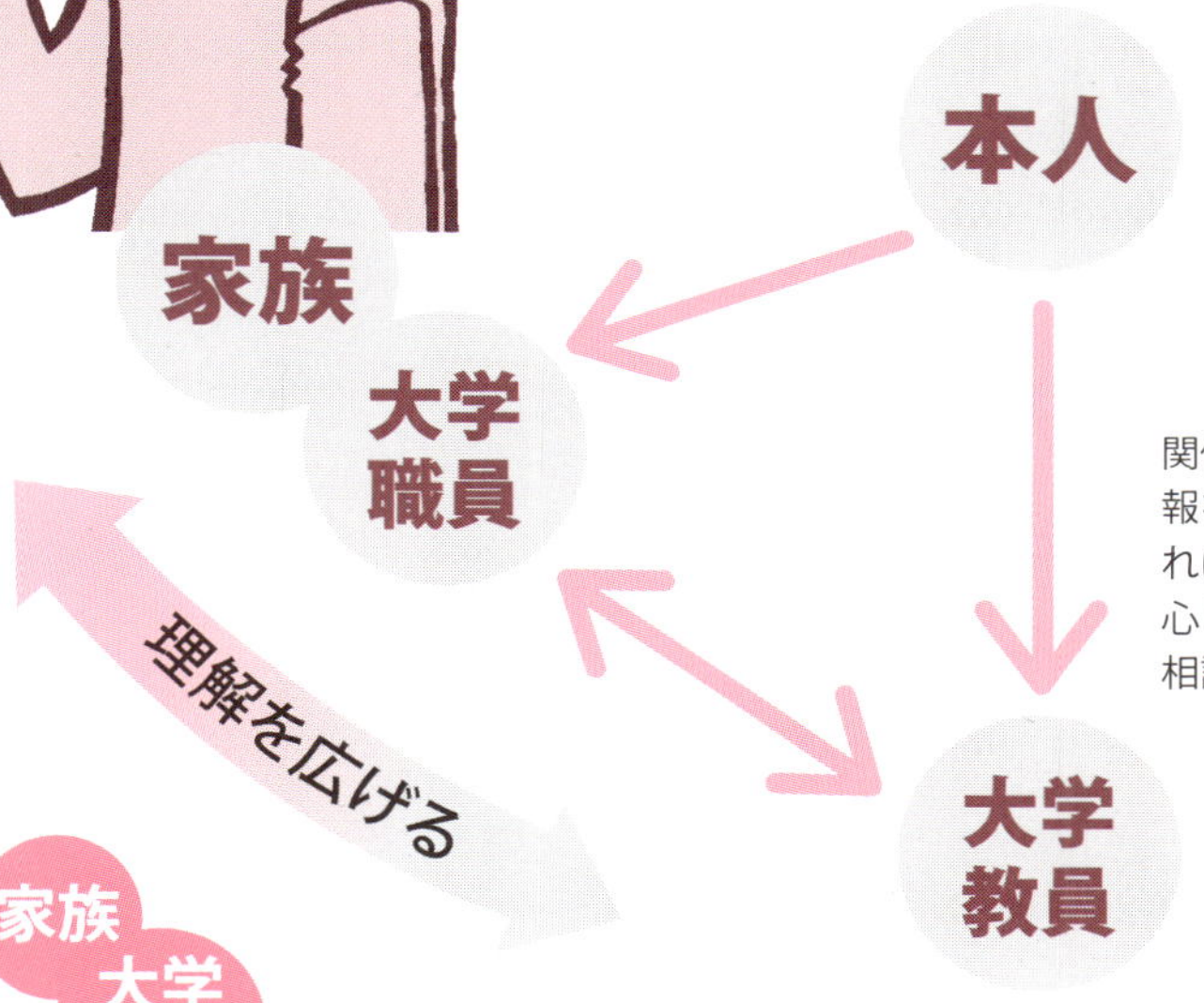
本人
家族
大学職員
大学教員
理解を広げる

関係者全員が情報を共有していれば、本人は安心して誰にでも相談できる

家族 大学 ができること

連絡をとりあう

相談時の話だけでは情報不足。関係者それぞれが学生の情報をもちよって相談する

書類を活用

ファイルや書面を提供しあう。顔をあわせて話す余裕がなければ文字で伝達

支援しすぎない

学ぶ機会も大切にする。勉強はできないと決めつけると、過剰な対応に

大学職員からひとこと

勉強面の支援は、学生相談室や学生課の職員だけではできません。教員の協力が必要不可欠です。

私たちの大学では、教員を集めて発達障害のことを説明する機会をもうけました。

忙しくて参加できない教員もいましたが、多くの教員が発達障害の概要をつかんでくれました。こうした活動は今後も続けていきます。

Column

教員に相談できる時間「オフィスアワー」

教員が研究室などで待機している

大学教員は講義や研究のために、日々忙しく動き回っています。教員に相談したいと思っても、連絡がとりにくいものです。

勉強面の支援をスタートするにあたって、教員と相談したいときには、オフィスアワーを利用するとよいでしょう。

オフィスアワーとは、教員が学生や大学関係者とのコミュニケーションを充実させるために、研究室で待機している時間帯です。

ほとんどの大学で実施されている

現在、オフィスアワーは全国の多くの大学で導入されています。

各教員がオフィスアワーを実施している時間帯や場所などの基礎情報は、シラバスやインターネットで公表されています。その情報を参照しながら、教員と連携をとりましょう。

相談内容が授業とあまりずれると、相談がうまくいかないこともあります。その点は注意してください。

オフィスアワー

教員に相談できる時間帯のこと。多くの大学で実施されている。数年前から増えてきた。各教員のオフィスアワーが公表されている

注意点

基本的にはなんでも相談できるが、大学や教員ごとに規定がある場合も

希望者が多い場合、先約がいて相談できないこともある。順番を待つ

教員の多くは、発達障害にくわしくない。専門的な助言は求めない

3 生活面では、時間とお金が課題に

高校、大学と進学していく時期は、
親から離れて、ひとり立ちする時期でもあります。
ひとり暮らしをする人も増えて、
時間やお金を自分で自由に使えるようになっていきます。
発達障害がある人にとっては、その自由な状況で、
自己管理を覚えることが、課題となります。

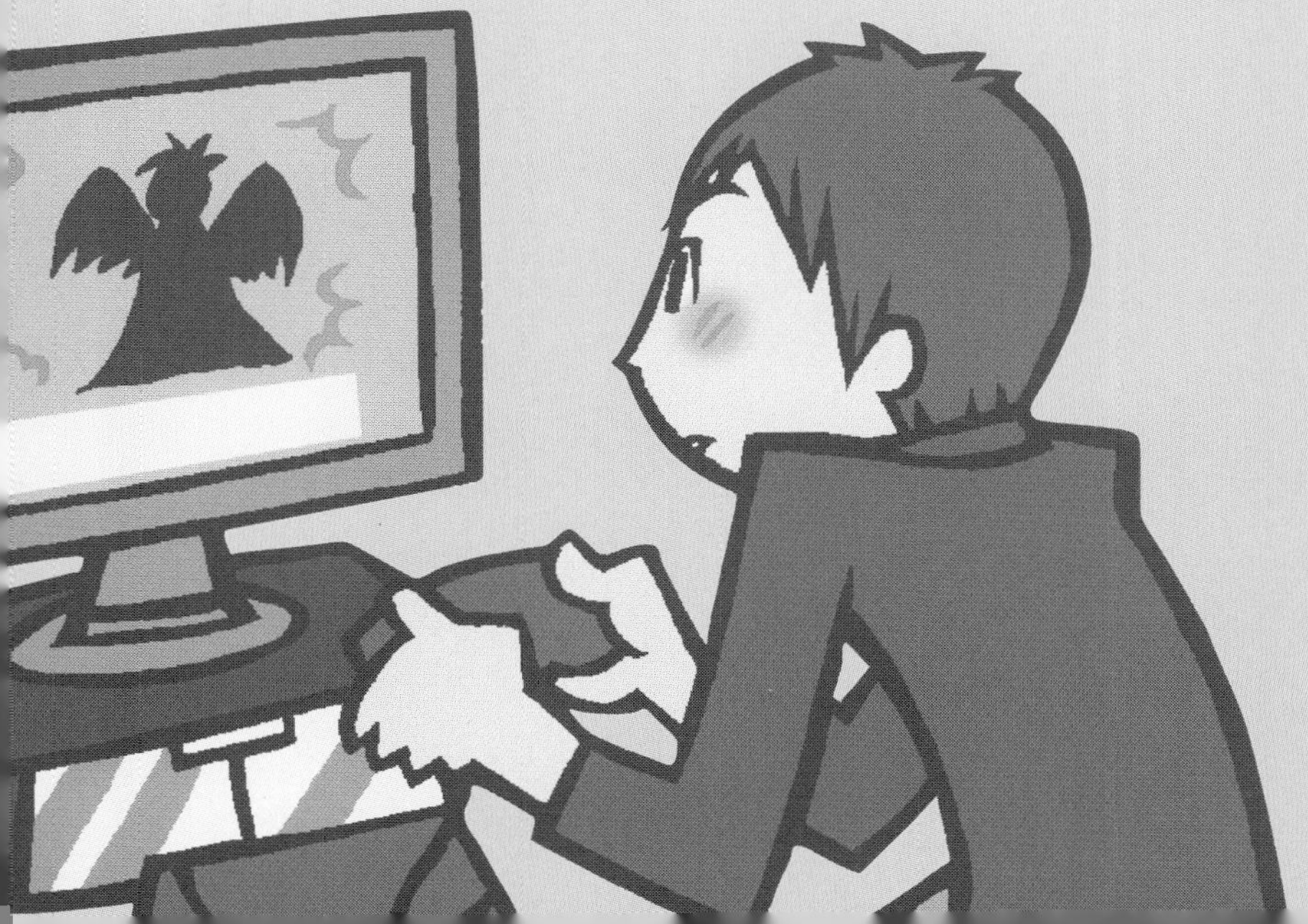

大学の用事が把握しきれず混乱する

大学生活では、授業やテスト、サークル活動、大学の行事などの課題や予定を自分で管理しなければいけません。発達障害がある人には、非常に難しい作業です。

まわりの予定にあわせられない

発達障害がある人は、指示を聞きとることやメモすることが苦手です。また、聞きとれても、その指示にあわせて自分の習慣を変えることが、スムーズにできません。その結果、まわりにあわせて行動できないという悩みが生じます。

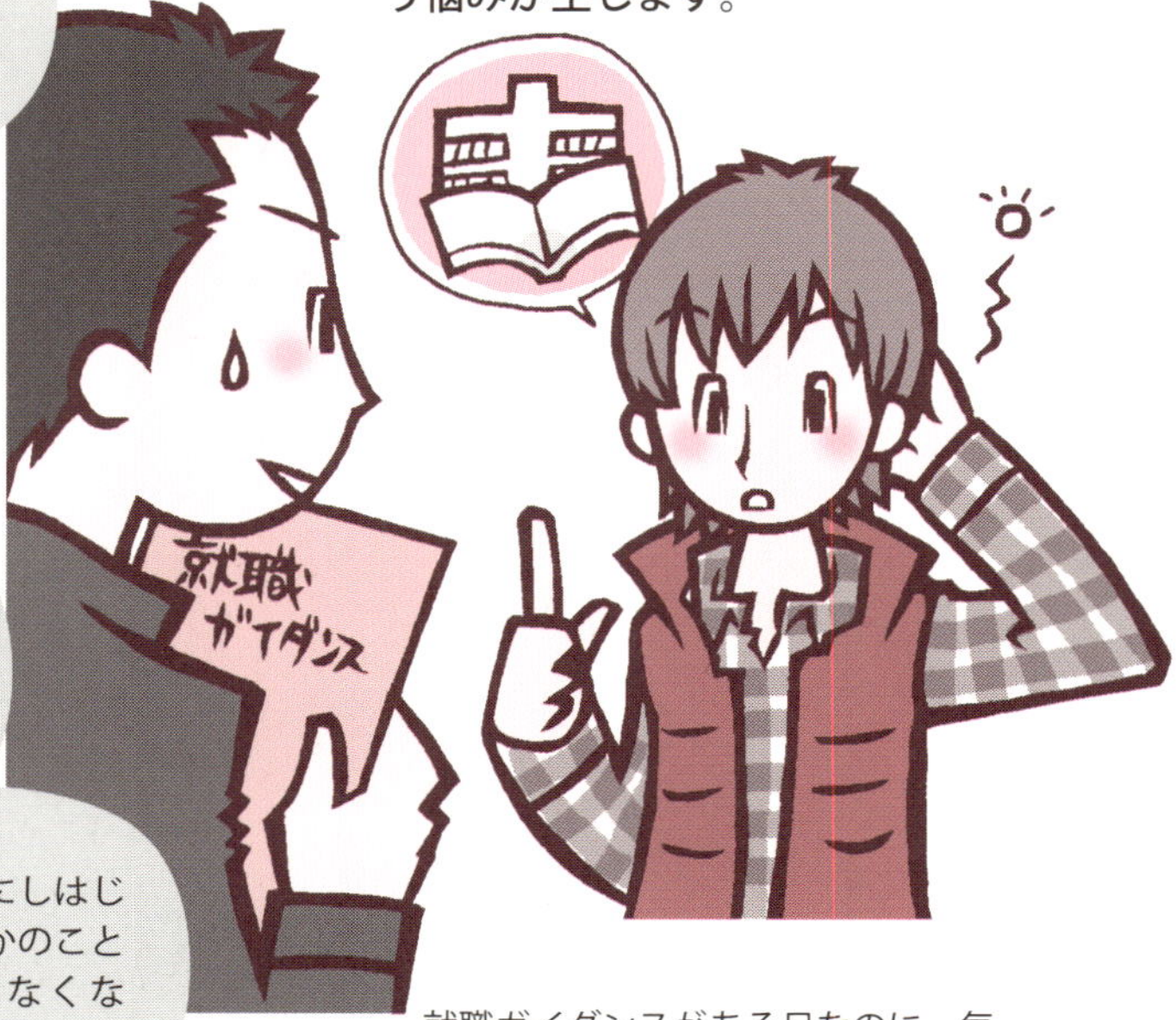

就職ガイダンスがある日なのに、毎日の習慣を守って、図書館に行こうとする。大事な予定に参加しない

困っていること

- ものごとに適切な優先順位をつけられない
- 予定の急な変更を嫌がる。すぐには気持ちを切りかえられない
- 昼食を毎日同じ時刻にとるなど、独自の習慣があり、人にあわせて行動できない
- 職員や教員からの指示が把握できていない。大学の用事をすっぽかす
- なにかを気にしはじめると、ほかのことが目に入らなくなる。予定が崩れる

↓

- 試験の実施時刻やレポート提出期限などを忘れ、単位を落としてしまう
- 友達といっしょに行動しないことが多くなり、関係がじょじょに疎遠に

わかっていないことに無自覚

発達障害がある人は、時間の管理がうまくいっていなくても、意外と無自覚です。周囲にあわせようという意識が希薄で、自分だけ時間がずれても、あまり気にならないのです。

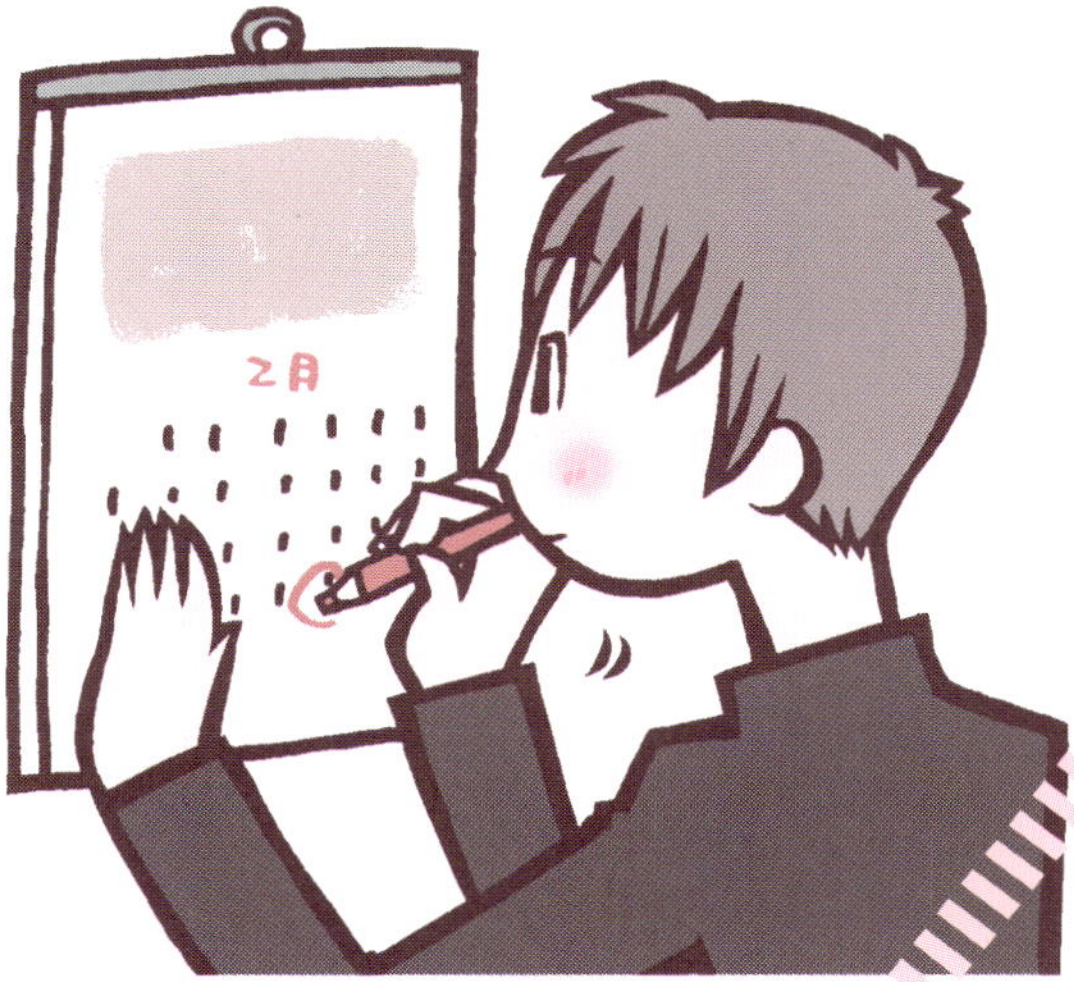

目立つところにカレンダーを貼り、大事な予定には印をつける。家族にもチェックしてもらう

対応

自分のこだわりを認めたうえで、予定を組み、こだわりを変えずにすむようにします。どうしても予定変更が必要な場合には、事前に情報を把握し、早めに予定を組みなおしましょう。

時間の管理のトラブルを防ぐためには、履修登録を適切におこなうこと（50ページ参照）が必要です。登録の段階で、自分の生活習慣を確認しておくとよいでしょう。

背景

（自閉症圏の人に多い）

- こだわりの強さ。生活が習慣通りに進まないと、不安になる
- 社会性の乏しさ。周囲と協調しようという意識がなかなかもてない

背景

（AD/HD の人に多い）

- 衝動性と不注意。落ち着いて行動するのが苦手
- 多動性。興味が移りやすい。予定を変える気はないが、結果としては変わる

スケジュールをじょうずに組めない

発達障害がある人は、スケジュールをじょうずに組めなくて、苦労しています。

予定が把握できていなかったり、用事一つひとつの重要性がわからなかったりして、不適切なスケジュールを立てがちです。

効率よく行動できなくて困っている場合には、スケジュールの立て方を確認してみましょう。まわりの人にみてもらうと、不備がわかります。

授業を忘れるほど、趣味に没頭する

好きなことに過剰に集中する傾向がある学生は、趣味に熱中するあまり、授業への出席がおろそかになりがちです。とくにひとり暮らしの学生に多い悩みです。

昼夜逆転状態に

授業やアルバイトなどの予定を、自らすすんで管理することが苦手です。生活リズムが崩れやすく、すぐに昼夜逆転状態になってしまいます。本人の力だけでは対処しきれないこともあります。

夜中までテレビゲームに熱中。翌日は昼まで起きられず、授業に出られない

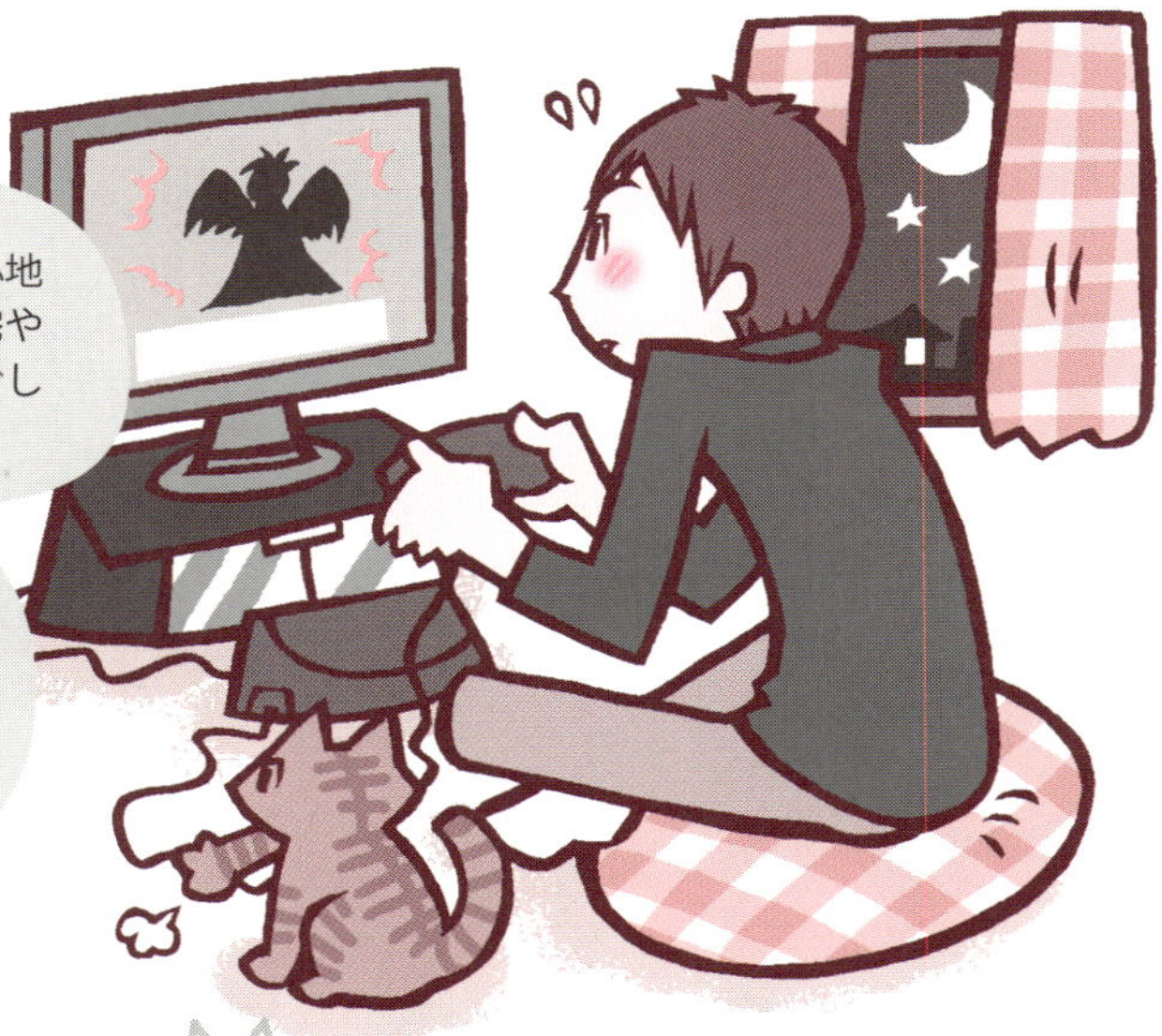

困っていること

大学の教室は居心地が悪く、つい自宅や図書館などですごしてしまう

趣味に集中すると、ほかのことが頭に入らなくなる。授業の予定も忘れる

↓

授業にあまり出なくなる。友達や教員との接点が減り、情報にもうとくなる

↓

やがて授業の時刻を気にしないようになり、昼夜逆転状態に

登校しなくてもよいと感じはじめて、じょじょに引きこもり状態に

安心感を求めている

好きなことや好きな場所に過剰に思い入れる行動の裏には、安心感を求める気持ちもあります。大学生活に不安を感じていて、その反動で趣味に集中する人もいるのです。趣味を頭ごなしに否定しないで、対応しましょう。

自分にあったサークルをみつけて参加。安心できる場所が増え、外出しやすくなった

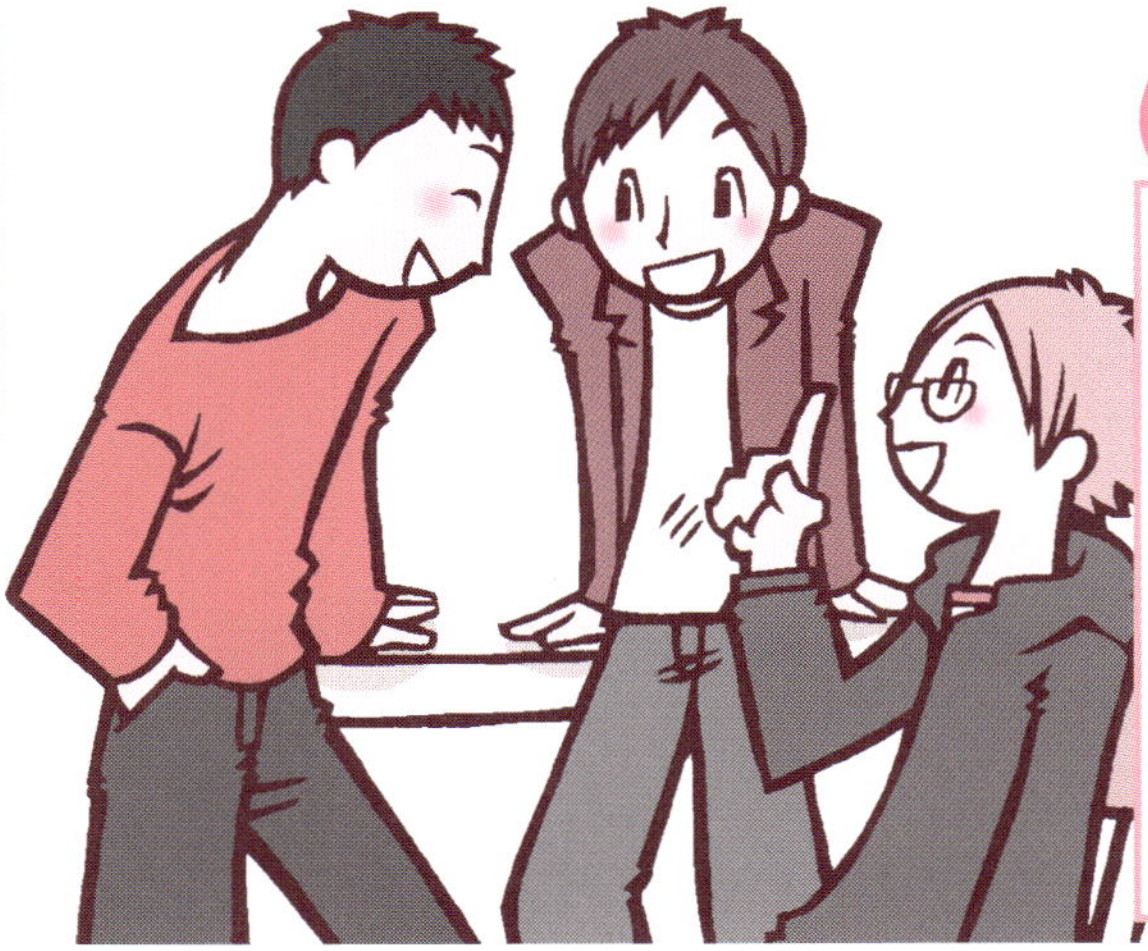

背景

- 好きなことへの「過集中《かしゅうちゅう》」。発達障害全般にみられる特性
- 音や光に対する過敏性。騒音や刺激の多い環境が苦手
- 想像力の弱さと不注意。興味のあることにしか集中できない
- 生活スキルの乏しさ。昼夜逆転を直したいと思っているが、自分では直し方がわからない

対応

趣味をとりあげ、無理やり外出させせると、不安が強まってパニックになる場合があります。

興味を否定せず、むしろ興味のあることから世界を広げましょう。同じ趣味の友達を紹介したり、興味がもてる授業を探したりすると、行動範囲が広がります。

習慣が崩れたら早めに相談を

昼夜逆転に陥りやすい人が、自分の力で生活習慣を立て直すのは、簡単ではありません。家族や友達などが、周囲から働きかけたほうがよいでしょう。

発達障害がある学生が、何日も続けて遅刻や欠席をしているときには、ぜひ本人になにか声をかけてください。

まわりの人が授業の予定を伝えたり、外出する約束をしたりすると、それが昼夜逆転状態を抜け出すきっかけになります。連絡をたやさないことが大切です。

カウンセラーからひとこと

学生が自宅にこもる生活になった場合、大学職員が自宅を訪れて支援をおこなうことは、ほとんど不可能です。そこまでは手がまわりません。

電話やメールで連絡することはできますが、それにも限界があります。

できれば家族が定期的に本人と連絡をとって様子を把握し、大学との橋渡しをしてほしいところです。

家族会議でお金の無駄遣いを改善したCさん

1

Cさんは文学部に通う大学２年生。勉強や人間関係には問題はありませんが、金銭感覚に問題があり、両親との間で、たびたび口論になっています。インターネットや携帯電話で、課金制のサイトに登録し、何度も叱られています。

仲のよい職員が親身に話を聞いてくれたため、Cさんは問題に真剣にとりくむことにした

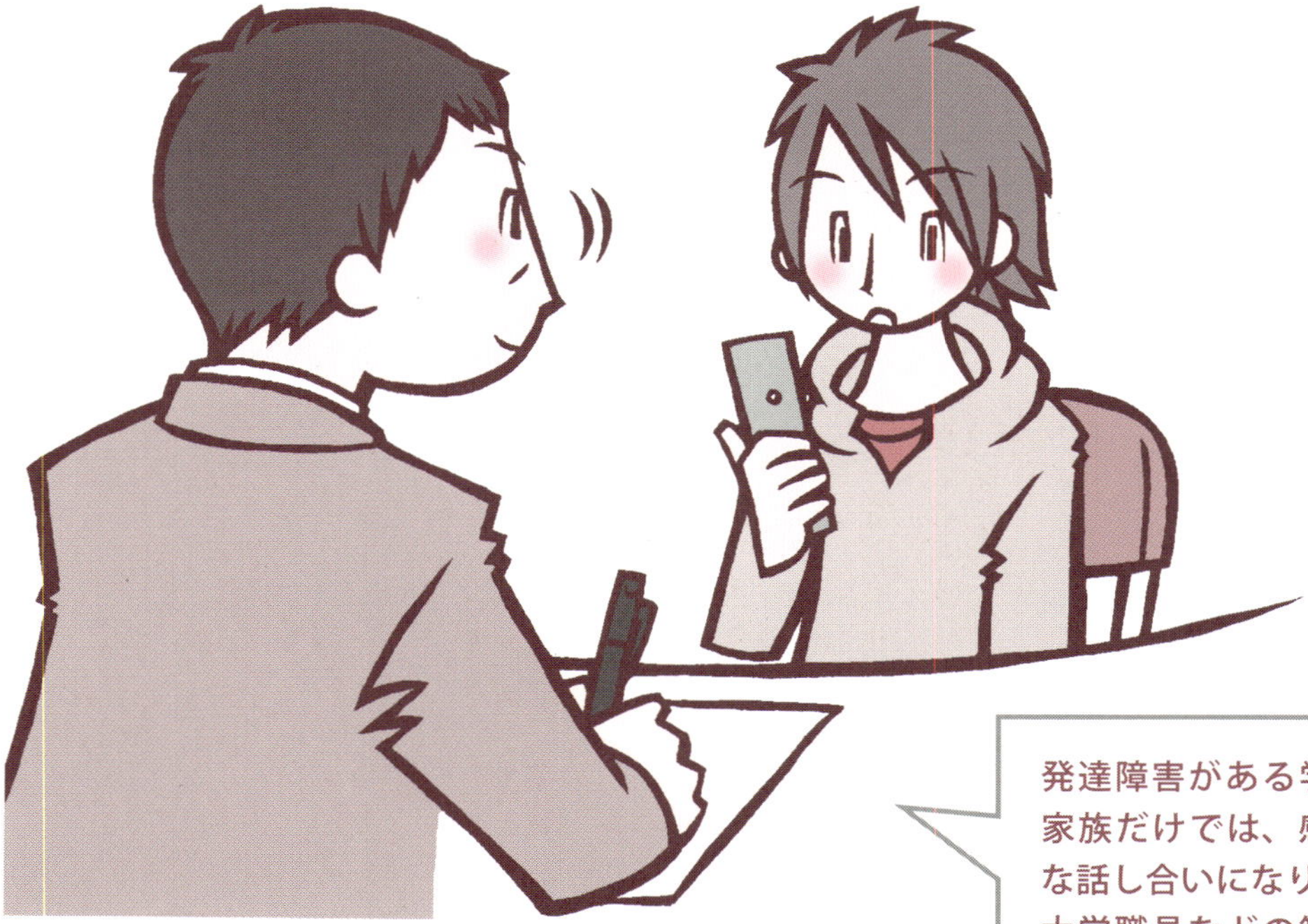

2

家族から何度も注意され、いやになってしまったCさん。自分でも問題だとわかっていたので、大学の仲のよい職員に相談しました。相談するなかで、自分の登録サイトを列挙してみると、確かに多すぎる気がしてきました。

発達障害がある学生と家族だけでは、感情的な話し合いになりがち。大学職員などの第三者をまじえたほうが、話が進むこともある

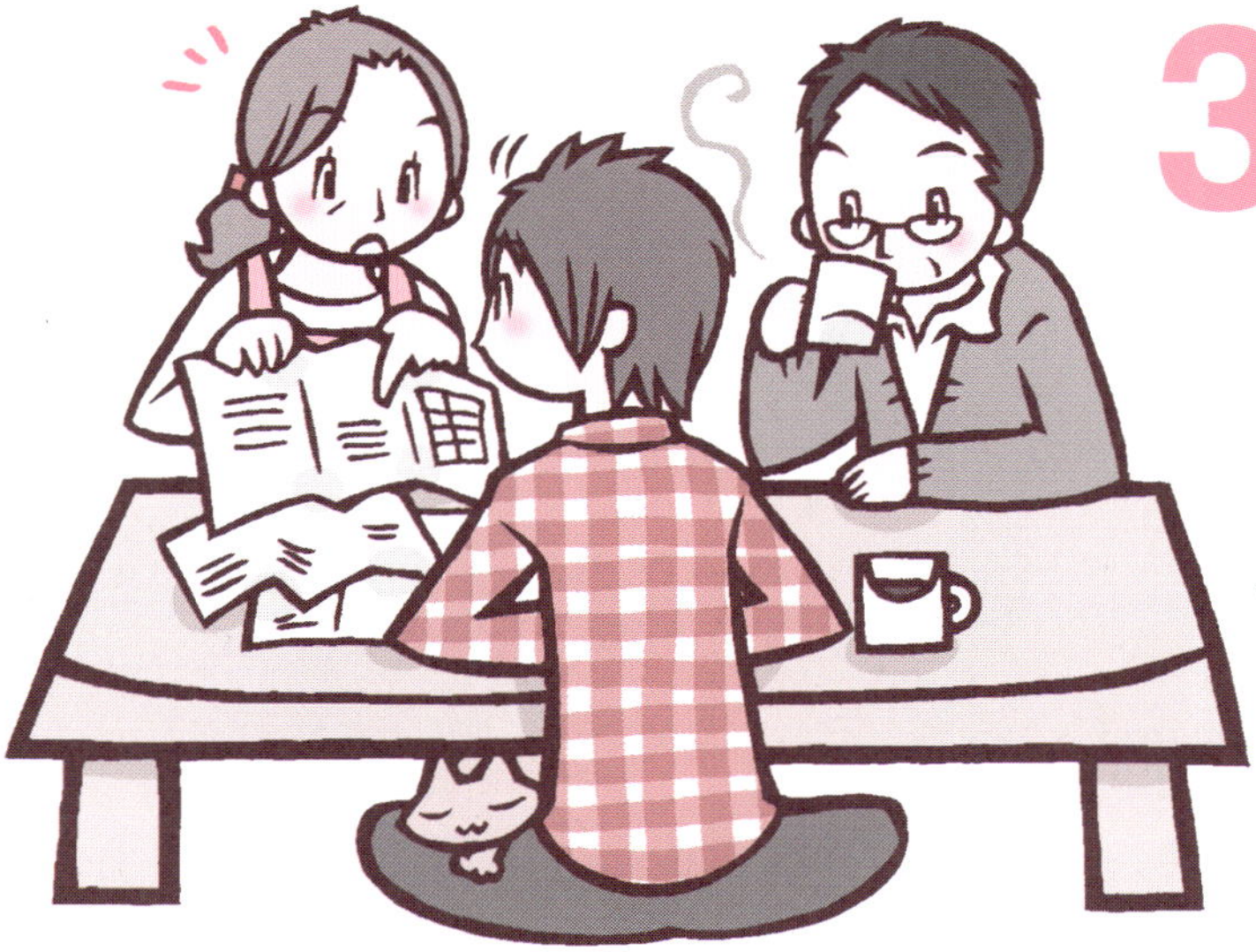

3

大学職員から「携帯電話の料金について、具体的に金額をあげながら、家族と相談してごらん」とアドバイスされたCさん。両親に自分から相談をもちかけ、いくらまでなら使ってよいのか、聞きました。

両親は以前は「無駄遣いはやめなさい！」とだけ言っていた。発達障害があるCさんには、何円だと無駄遣いになるのか、わかっていなかった

携帯電話の請求書や家計簿などをみながら相談したら、Cさんにも無駄遣いだとわかった

4

使ってよい金額が具体的にわかると、Cさんは、その金額におさまるように有料サービスを選び直しました。不要なものはすぐに解約。出費は3分の1以下に減りました。両親は、Cさんの変化にひと安心です。

5

出費をおさえることができ、言い争いはなくなりました。Cさんの好きなサービスは継続して利用しているため、ストレスもありません。最近では金額に続いて、時間にも、ある程度の制限をもうけています。

発達障害がある人は、好きなことに夢中になると、時間もお金も際限なく浪費してしまうことがあります。枠組みをつくり、生活がはたんしないよう、支援しましょう。

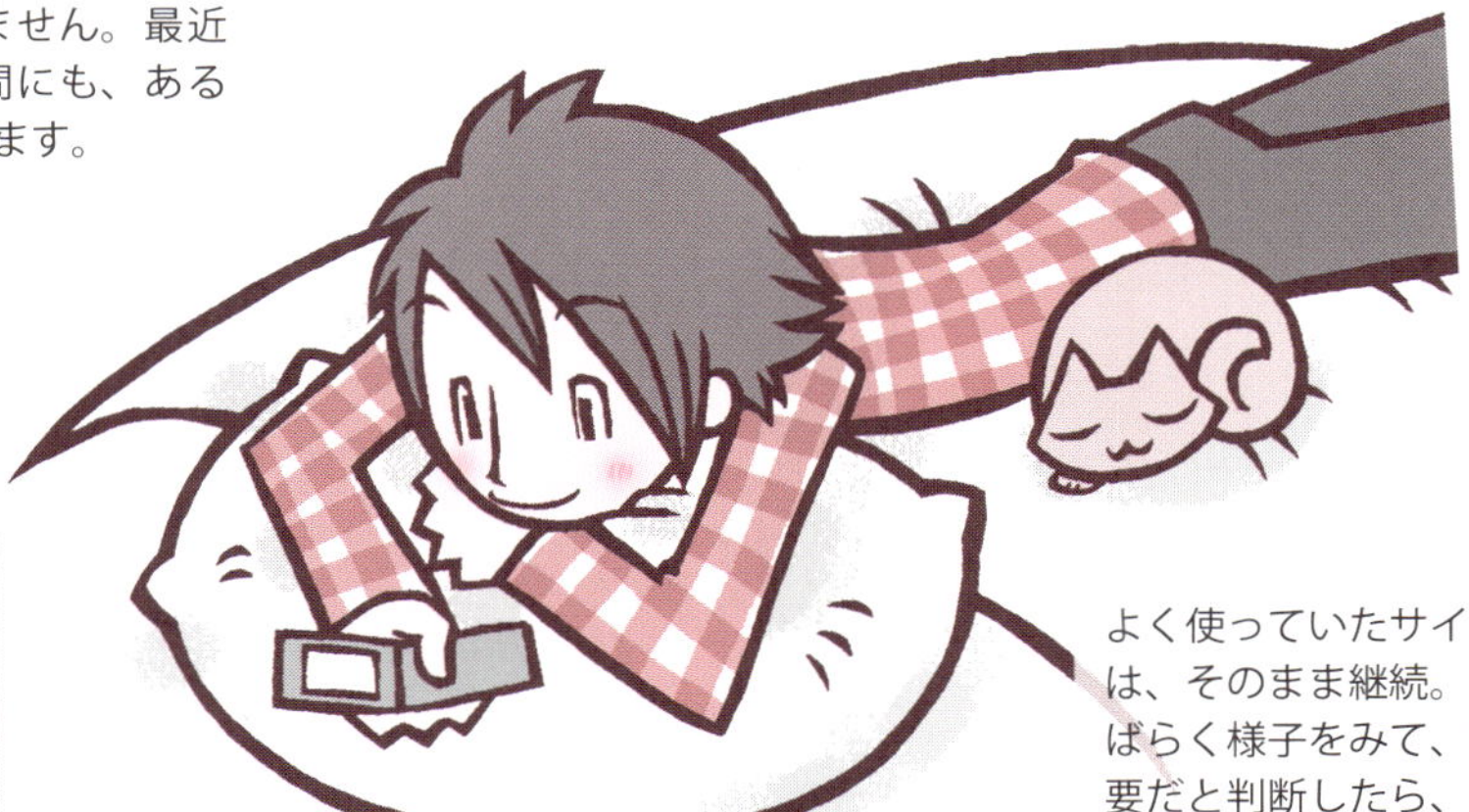

よく使っていたサイトは、そのまま継続。しばらく様子をみて、不要だと判断したら、さらに減らすつもり

アルバイトをしてもお金がたまらない

大学生になると、ほとんどの人がアルバイトをはじめますが、発達障害がある人の場合、働き方や給料の使い方に、特徴が現れます。

仕事も貯金も難しい

働いて給料をもらい、お金をじょうずに使うことは、社会に出てから必要になるスキルです。どちらも発達障害がある人には難しいことですが、いまのうちに体験しておくとよいでしょう。

困っていること

仕事の内容や勤務時間などを確認するだけの簡単な面接で、不採用になる

↓

採用されても、今度は仕事でトラブルに。先輩の指示と違うことをして叱られる

接客業では、お客さんに怒られる。「気のきかない店員だ」とよく言われる

↓

苦労して稼いだ給料なのに、すぐに使い切ってしまう。アルバイトをはじめる前に買いたいと思ったものを忘れている

↓

お金を使ってしまったことを後悔する。自己嫌悪に陥る

↓

同じような失敗を繰り返す

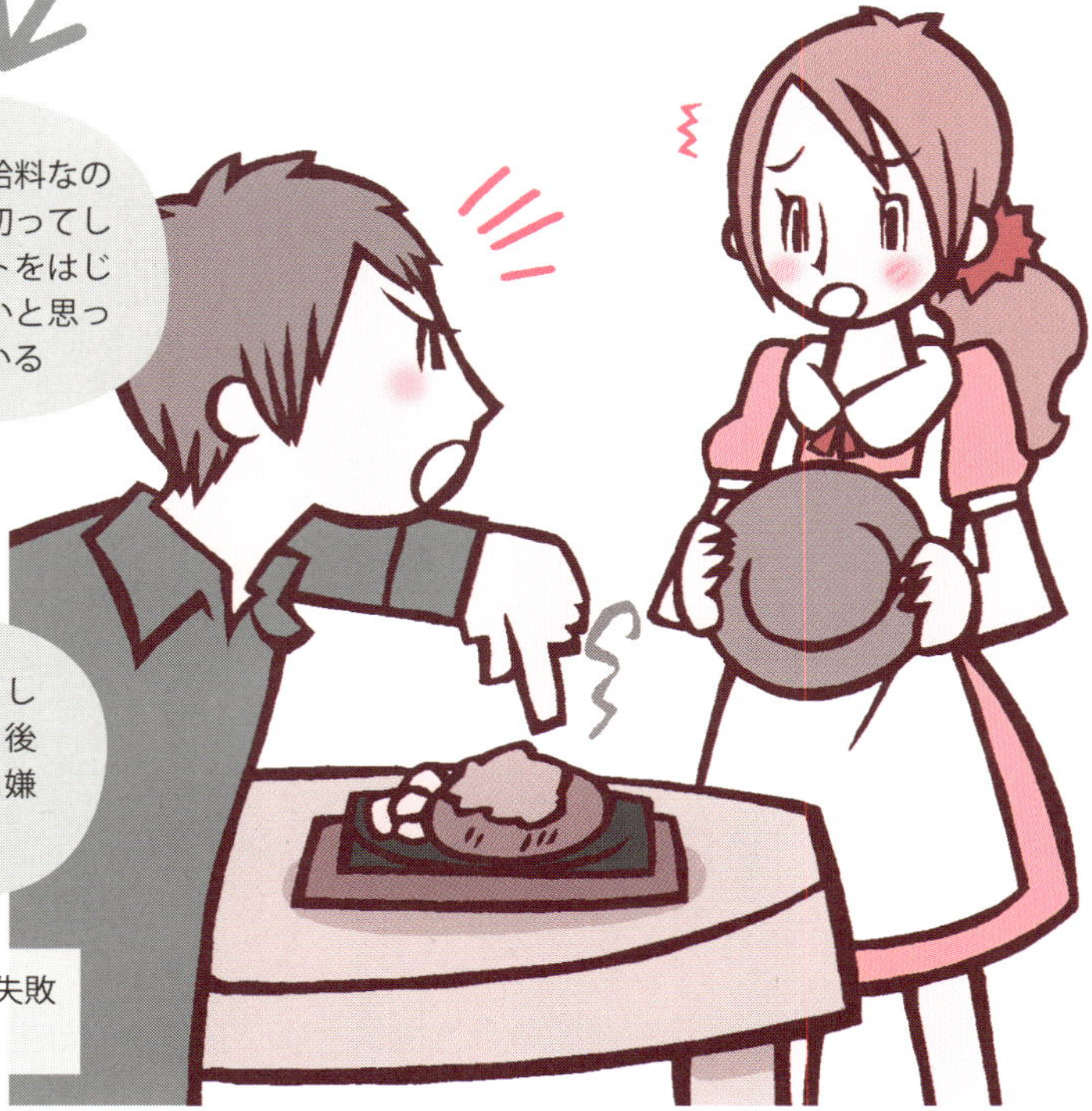

注文を聞き間違えたり、その言い訳が失礼だったりして、お客さんを怒らせる

事務作業が苦手

LDのある人は、読み書きや伝票の整理などの、事務的な作業が苦手です。それが面接の段階から影響しています。仕事は、人それぞれに向き不向きがあります。うまくいかない場合は、医療機関や支援機関などで、特性についてくわしく相談しましょう。

対応	背景
履歴書の書き方、面接の受け方を指導しましょう。必要最低限のマナーをルールとして身につけると、面接の段階で落ちることは減ります。	●文字を書くのが苦手。履歴書などを真剣に書いていないと思われがち ●コミュニケーション能力の低さ。面接での受け答えが不自然に
仕事の種類を選び直しましょう。問題が多発する場合、仕事があっていない可能性が高いのです。事務職や、柔軟な対話が求められる接客業はトラブルになりやすいので、要注意です。	●認知のずれ。指示の意味をとり違える ●想像力の弱さ。作業を覚えても、応用ができない ●不注意と衝動性。正確な作業が難しい
金銭感覚への対応は62ページ参照。	●社会性の乏しさ。常識的な金銭感覚がない ●衝動性。目の前のものに意識をうばわれやすい

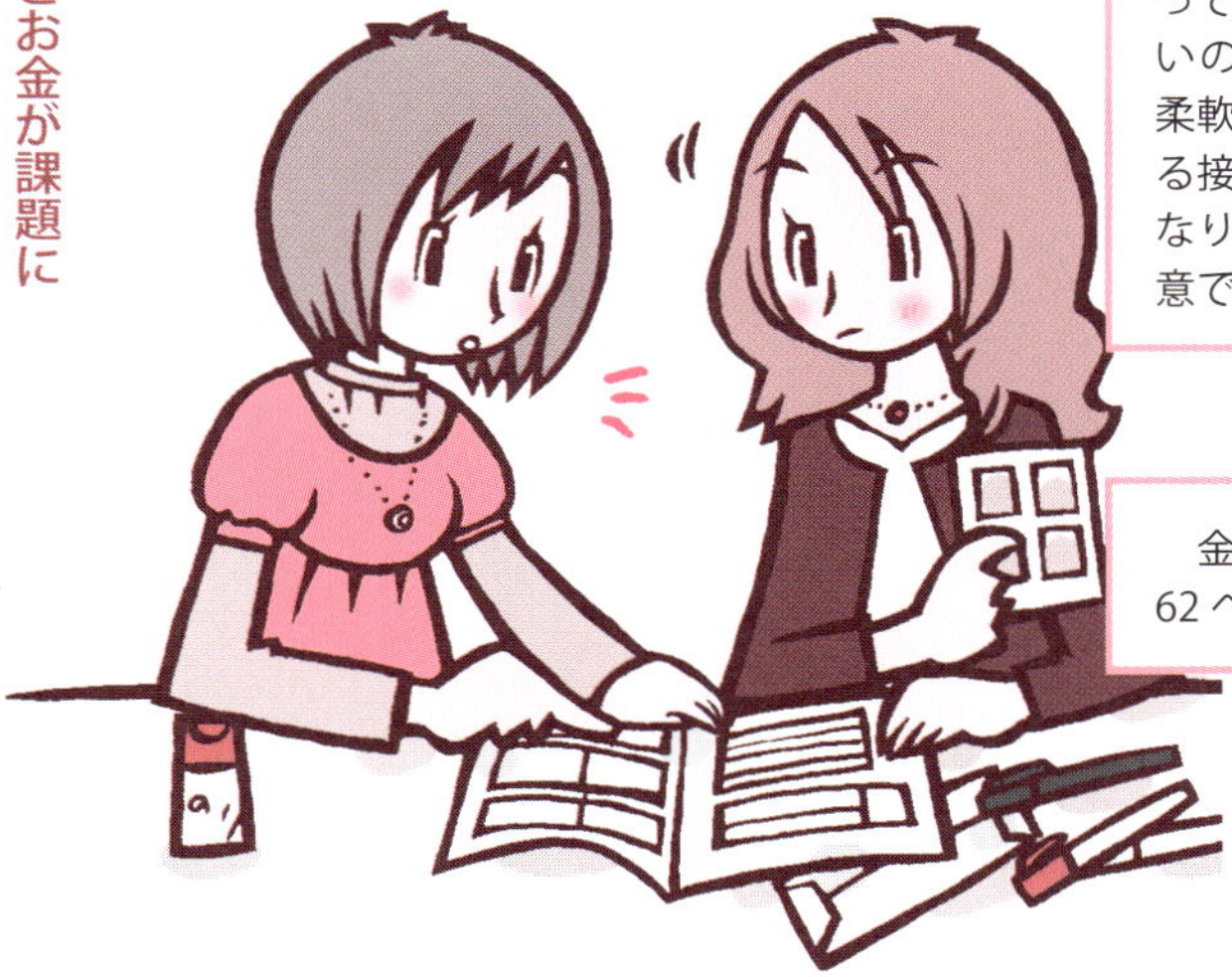

履歴書の書き方を友達に教わる。顔写真や封筒などが適切かどうか、みてもらう

アルバイトで自信を失ってしまう

大学生のときにアルバイトを体験するのはよいことですが、苦手な作業に無理に挑戦するのはさけましょう。

働くこと自体が嫌になってしまったら、卒業後の就職にも、抵抗を感じるようになります。

アルバイトは、自信につながるように、無理なく続けていくのが理想です。自分にあった仕事を探して、学びながら続けましょう。

訪問販売や勧誘などが、悩みの種に

大学生になり、とくにひとり暮らしをするようになると、訪問販売や勧誘が、大きな問題となります。内容を吟味せずに契約し、トラブルになるケースがあります。

人の話を信じやすい

大多数の人は、勧誘や宣伝などの文句をあまり信用しません。お金儲けのために、調子のよいことを言っているのだとわかるからです。それが発達障害のある人には、なかなかわかりません。言われた通りに信じて、トラブルになりがちです。

インターネットで広告をみると、宣伝文句を信じて、すぐに買う

特定団体の集会やセミナーなどに参加して、高額契約を結ぶ

困っていること

道ばたで英会話の勧誘を受け、その場で契約。すでにほかの教室に通っているのに、不要な話だと判断できない

新聞購読の勧誘や訪問販売、街頭でのキャッチセールスなどが断れない

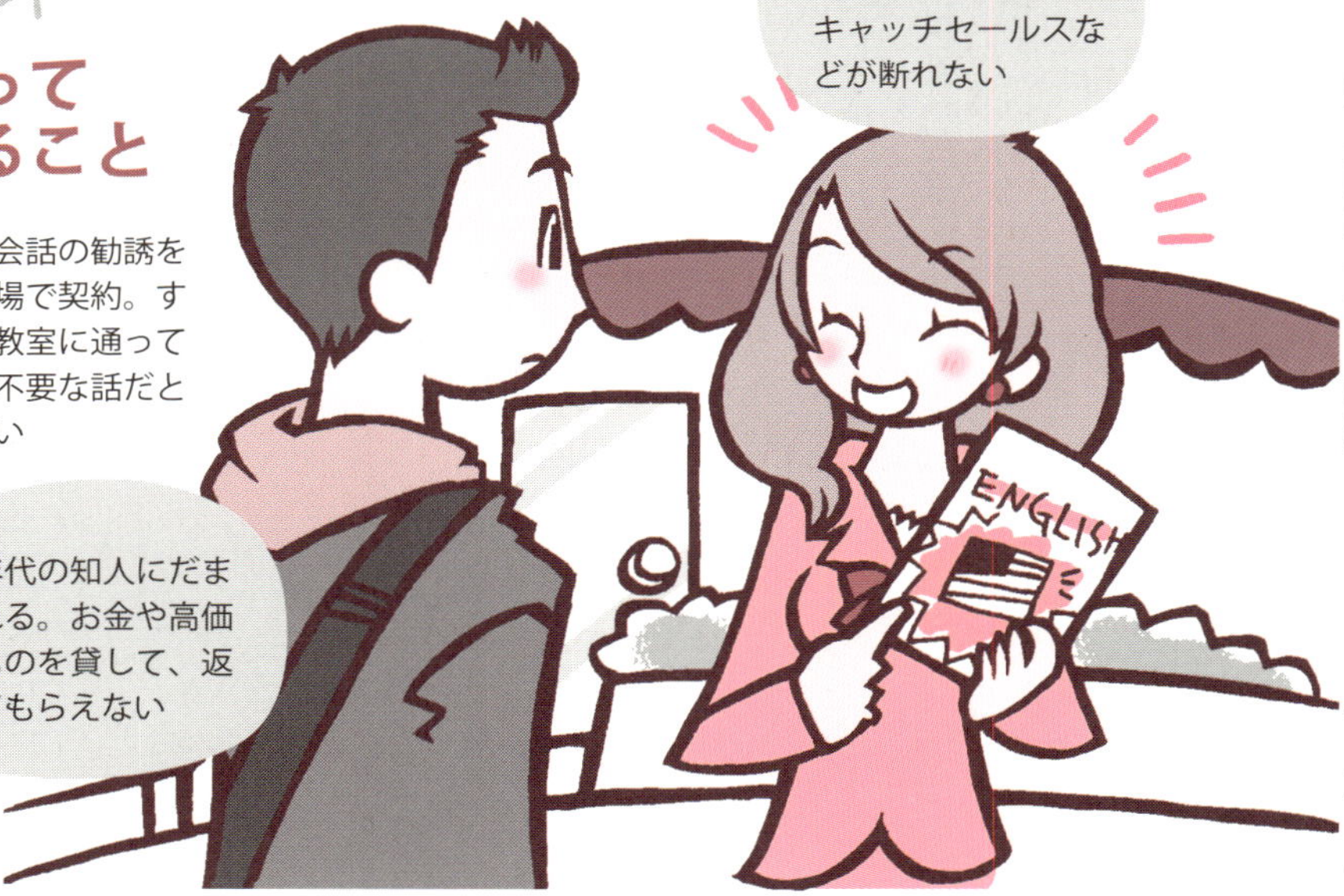

同年代の知人にだまされる。お金や高価なものを貸して、返してもらえない

無駄なものにお金を使ったと気づくが、恥ずかしくてまわりに言えない

問題意識が低く、金銭トラブルだと認識していない。家族になにも言わない

素直なところが裏目に出る

発達障害の人には、金銭トラブルに陥りやすい傾向があります。不注意やコミュニケーション能力の特性があるため、お金儲けをしよう、だまそうと考えて近寄ってくる人を、警戒することができないのです。

よくも悪くも素直で、だまされやすいところがあります。家族や友達の協力なしに、トラブルを完全に防ぐのは難しいでしょう。

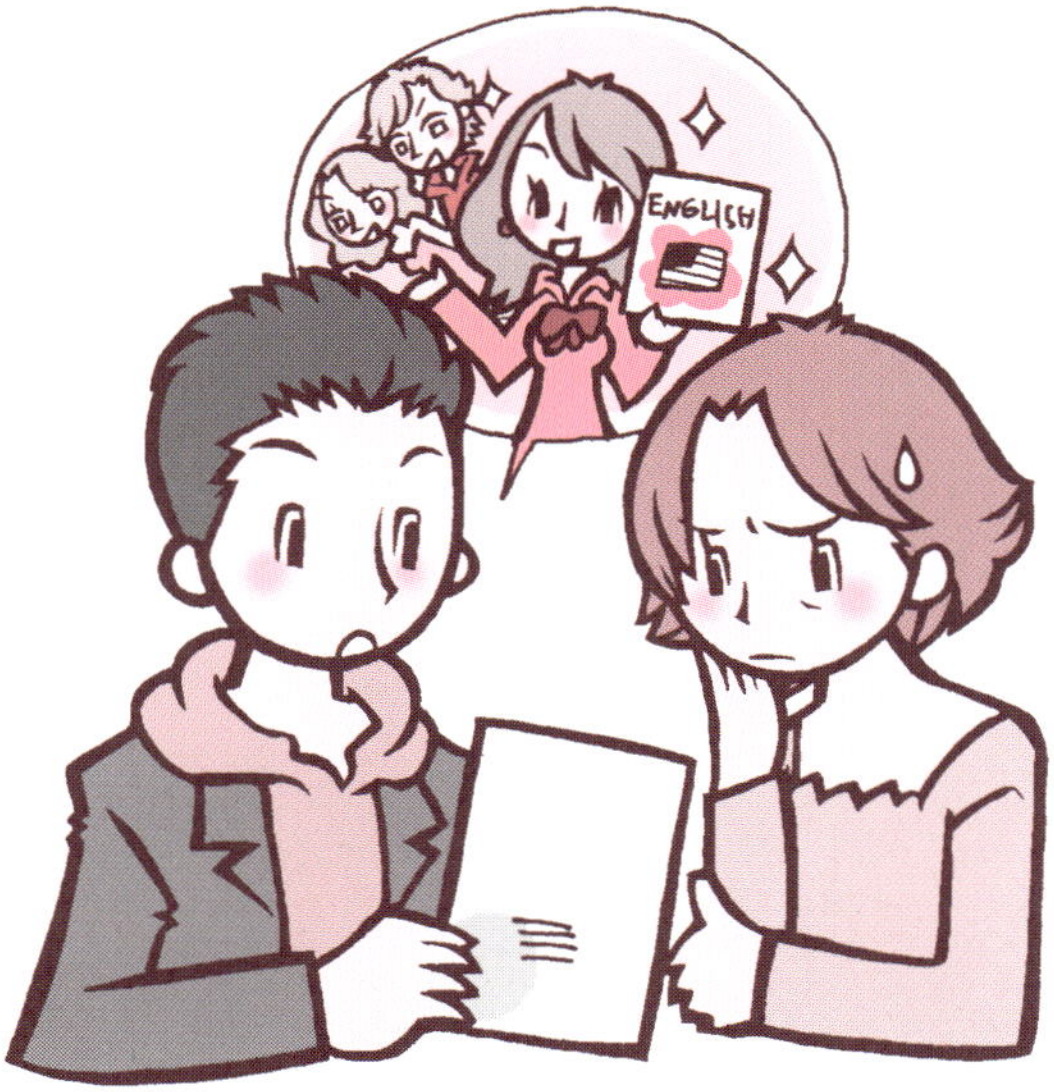

何日かに一度、家族に生活を報告する習慣をつけると、問題が起きても早めに対処できる

用心深くなれない

話し相手を疑う意識が低かったり、状況を注意深く観察することが苦手だったりする人は、勧誘に対して、用心深い対応ができません。トラブルを防ぐには、家族の協力が必要です。

対応

あの手この手で契約をもちかけてくる人を、うまく断るのは難しいでしょう。勧誘はすべて断るのがいちばんです。そのうえで、定期的に家族と連絡をとり、日々のできごとを報告してください。契約しても、契約日から１週間以内なら破棄できるしくみ（クーリングオフ）があります。

背景

- 非言語的なコミュニケーションが苦手。言葉の裏の真意が見抜けない
- 社会性に乏しく、世の中の金銭トラブルの情報にうとい。金銭感覚もずれている
- 「人を信じるのはよいこと」と考えていて、話し相手を疑う気がない
- 不注意の特性や読字障害があり、契約内容を用心深く読めない

本人が金銭トラブルをひとりで抱えこまないようにしましょう。無自覚な場合も、後悔している場合も、周囲からの働きかけが必要です。日頃から勧誘を受けていないか確認するとともに、対処法があることも説明しましょう。

- だまされたことに気づかないのは、自閉症圏の人に多い。社会性に乏しい
- 注意不足で金銭トラブルになり、後悔するのは AD/HD や LD の人に多い

時間とお金の管理システムをつくる

生活面で問題になりやすいのは、時間とお金の使い方です。予定や出費を自分である程度コントロールできるように、環境を整えましょう。

ミスを減らすために予防策を講じておく

時間やお金を計画的に使うのは、難しいことです。誰でも、夜更かしや衝動買いをすることがあります。完璧な人などいません。

ただ、自分がとくにミスしやすいことを知っておいて、予防策を講じれば、失敗が減ります。とくに、ミスが拡大しない環境を整えることは重要です。

発達障害がある学生の場合、見通しを立てるのが苦手です。時間やお金を、その場かぎりの判断で消費する傾向があります。

スケジュール表の活用、確認作業の習慣化、家族の協力などによって、ミスを予防しましょう。

とくに苦手なことを把握する

システムをつくるために、まず、生活面のどこがいちばん問題になりやすいか、把握しましょう。過去に人から注意されたこと、自分で後悔したことを、書き出します。

生活リズムの調整。睡眠時間、食事をとる時刻などを柔軟に変更できるか

スケジュールの把握。手帳などを使っているかどうか

授業やアルバイトの遅刻・欠席（欠勤）。まわりの人と比べて多すぎないか

お金の管理。とくにインターネット購入や高額契約など、後払いのもの

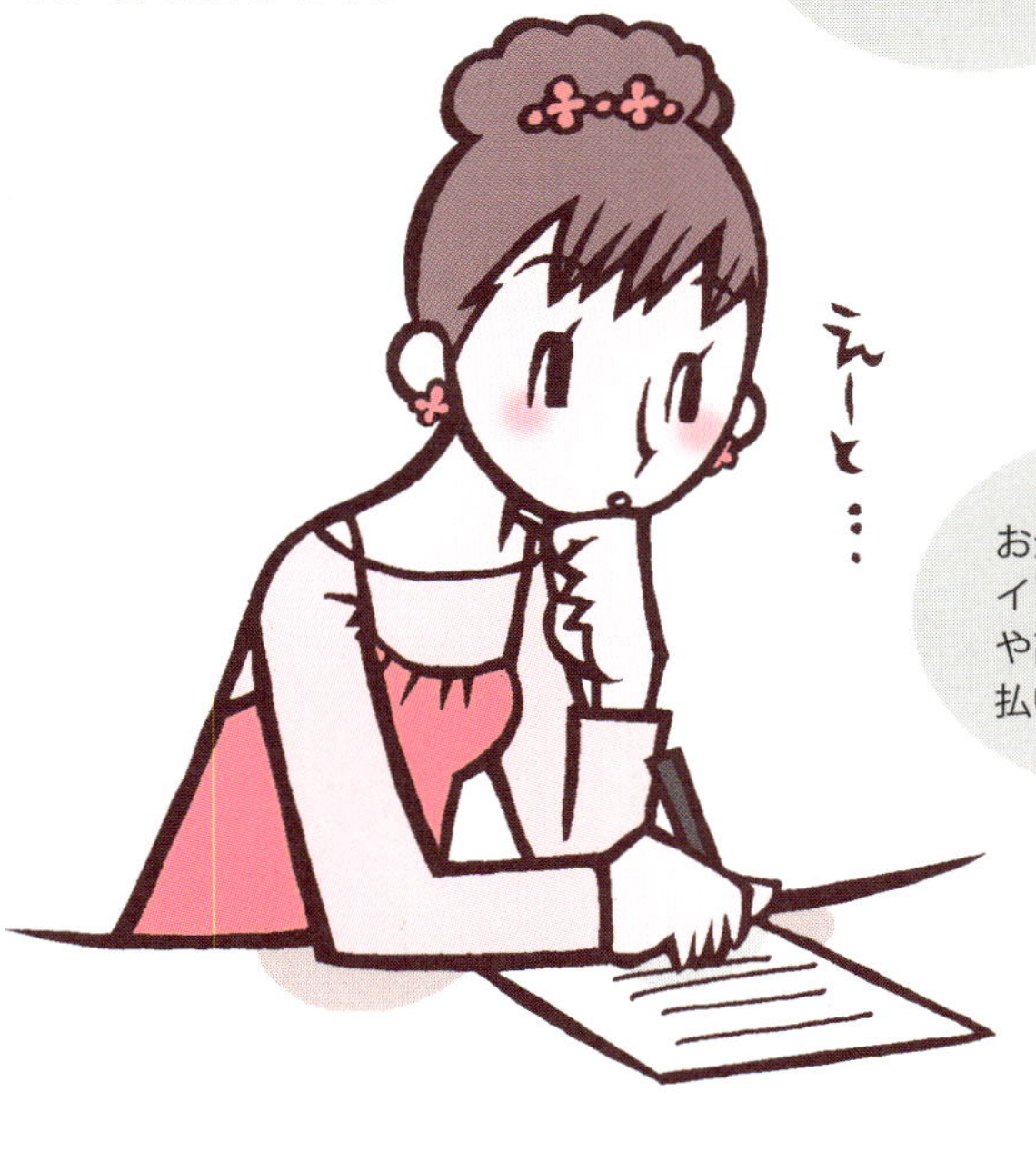

時間とお金が関係することで、苦手なことを紙やパソコンで箇条書きにしてみる

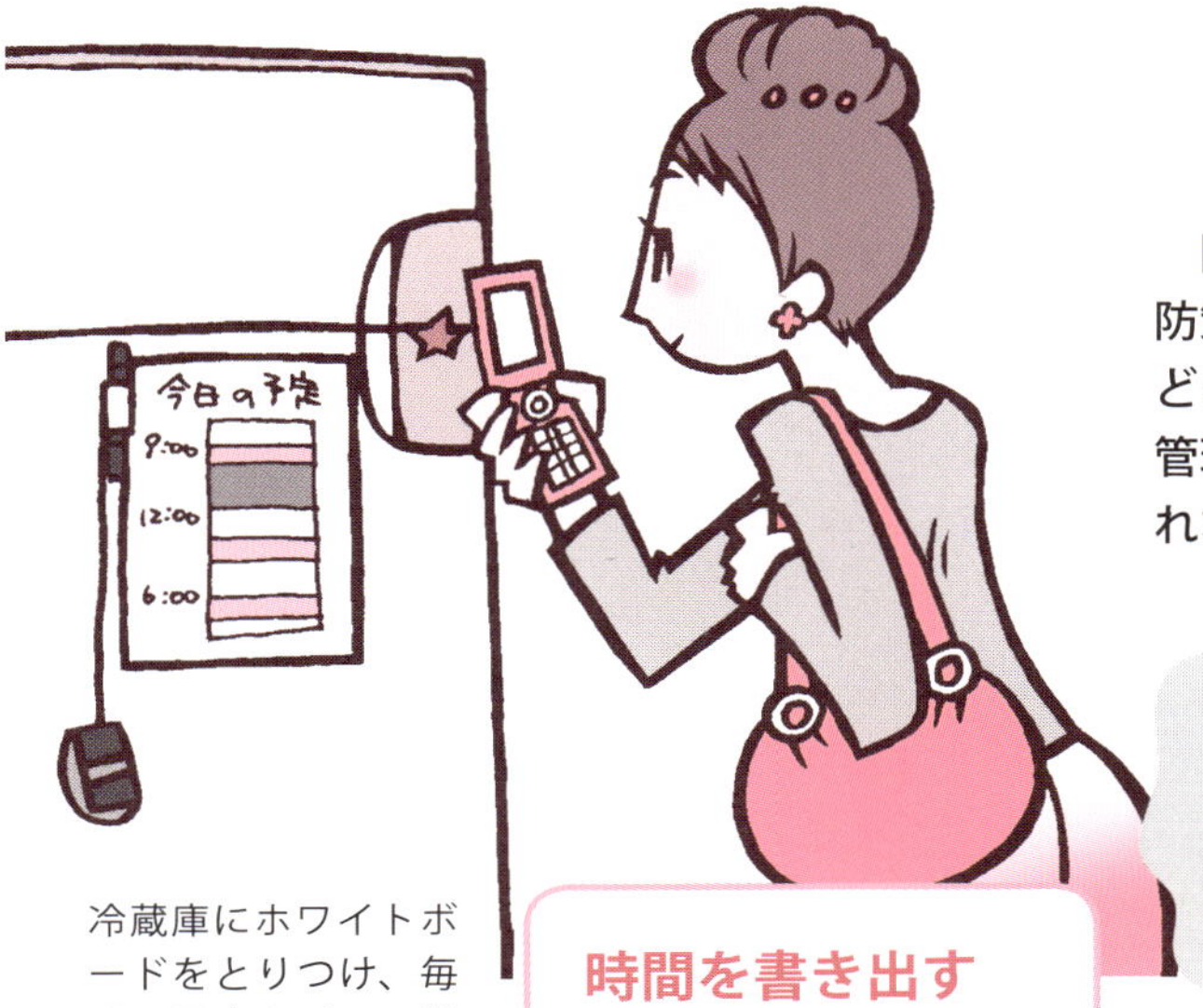

冷蔵庫にホワイトボードをとりつけ、毎日の予定をメモ。外出前に携帯電話のカメラで撮影すれば出先でも確認できる

必要なことをシステム化

問題が起きやすい点を把握したら、それらの予防策となるシステムをつくります。時間もお金も、どこからどこまで、なにに使うのかを形に表すと、管理しやすくなります。自分でコントロールしきれないことは、家族に任せるのもよい方法です。

文字に書き出したり、人から指摘されたりしてわかった、自分が苦手としていること

ライフスキルを身につける

本人ができること

時間を書き出す

スケジュール表、手帳、アラームなどを活用して、予定に気づきやすい環境をつくる

場所を書き出す

時間と場所を関連づけて予定を立てる。計画的に移動できる。予定表にも場所を書く

リラックスする

気持ちをコントロールする。過集中やいらだちを自分でおさめられるように、ときおり休憩をとる

人を頼ることも覚える

本人ができること

お金のことは家族を頼る

お金の管理は難しい。高額な買い物や大きな契約は、必ず家族にも報告する。連絡しあう習慣をつける

自分でできることと、サポートが必要なことを、分けて考える。お金の管理など、努力しても身につきにくいこともある。能力を伸ばすことよりも、生活に必要なスキルの習得をめざす

会話を増やし、こまめに支援する

生活面の支援としては、家族も大学関係者も、本人との会話を増やすことをめざしましょう。大学関係者がアプローチするには限界があるため、家族が支援の中心となります。

つながりを切らないように

会話を増やすのは、本人との関係を維持するためです。

家族や支援者との連絡がとぎれて、支援が減ると、発達障害がある人は孤立していきます。それを防ぐために、話したり、気にかけたりする機会を増やすのです。

ただ、大学関係者が本人に電話をかけたり、自宅をたずねたりすることは、あまりできません。

生活面の支援は、家族が中心となっておこなっていくのが一般的です。家族間の会話を増やしてください。

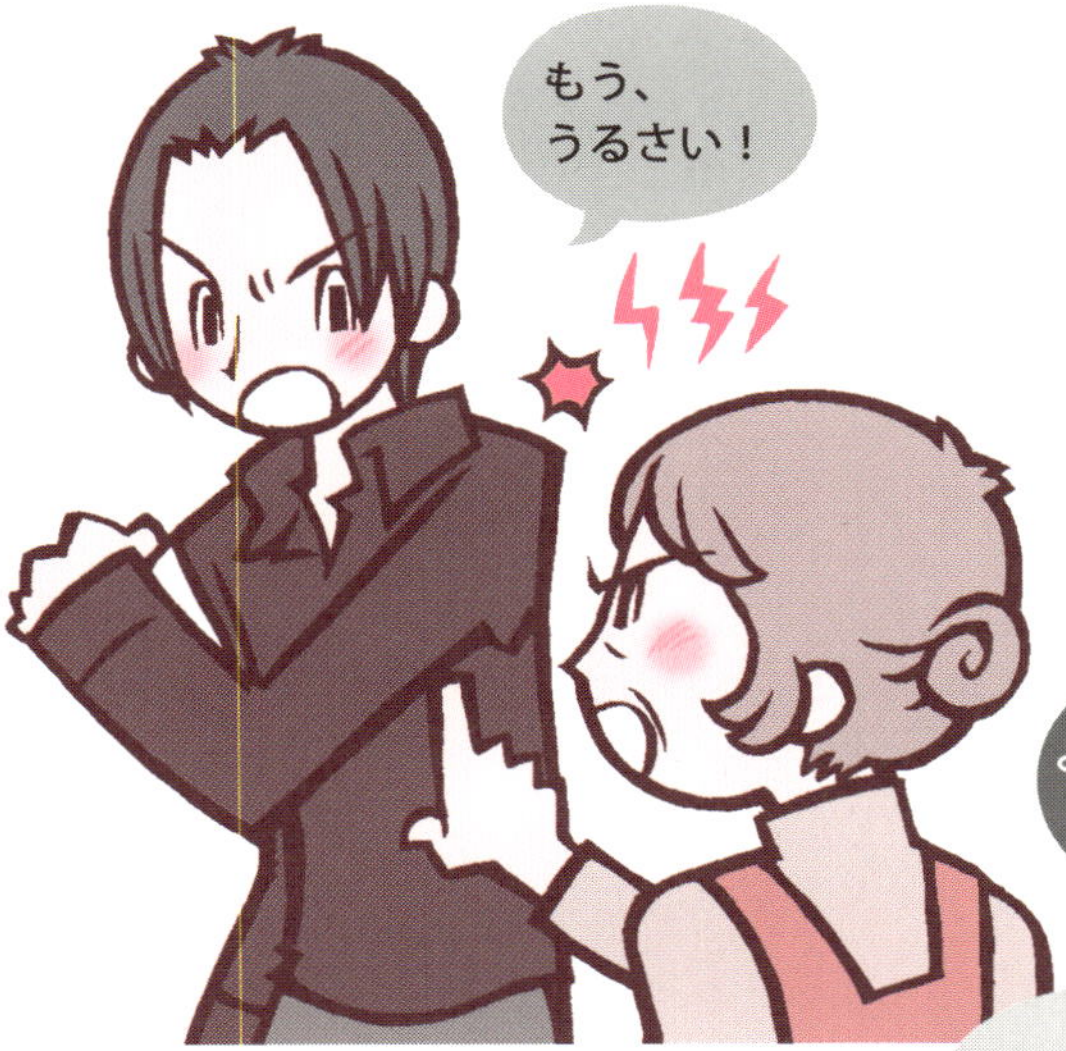

注意を増やすと反発をまねき、悪循環に

注意しすぎない

会話を増やすといっても、問題の解決をあせって、注意する回数を増やすのは逆効果です。口論になって、かえって関係が悪化します。

よくある誤解

- 特性に気づかず、こだわりや不注意を、性格や努力不足のせいだと注意する
- 規則正しい生活など、本人には難しいことを、何度も言い聞かせる
- 「予定が覚えられない」といった本人の言い分を、言いわけだと非難する

支援の考え方

- 発達障害がある人は考え方や感じ方が独特。暮らし方を頭ごなしに否定しない
- 一般的なアドバイスではなく、本人の特性にあったアドバイスをする

聞く機会を増やす

発達障害がある人には、一般的なアドバイスが役に立たないことがあります。伝えることよりも先に、聞くことを考えてください。本人の話を聞き、それにあわせてアドバイスをしましょう。言い聞かせる機会ではなく、聞く機会を増やすのです。

アドバイスは、「○○はだめ」と否定的に言うのではなく、「△△がよい」と短く肯定的に。会話が成立しやすくなります。

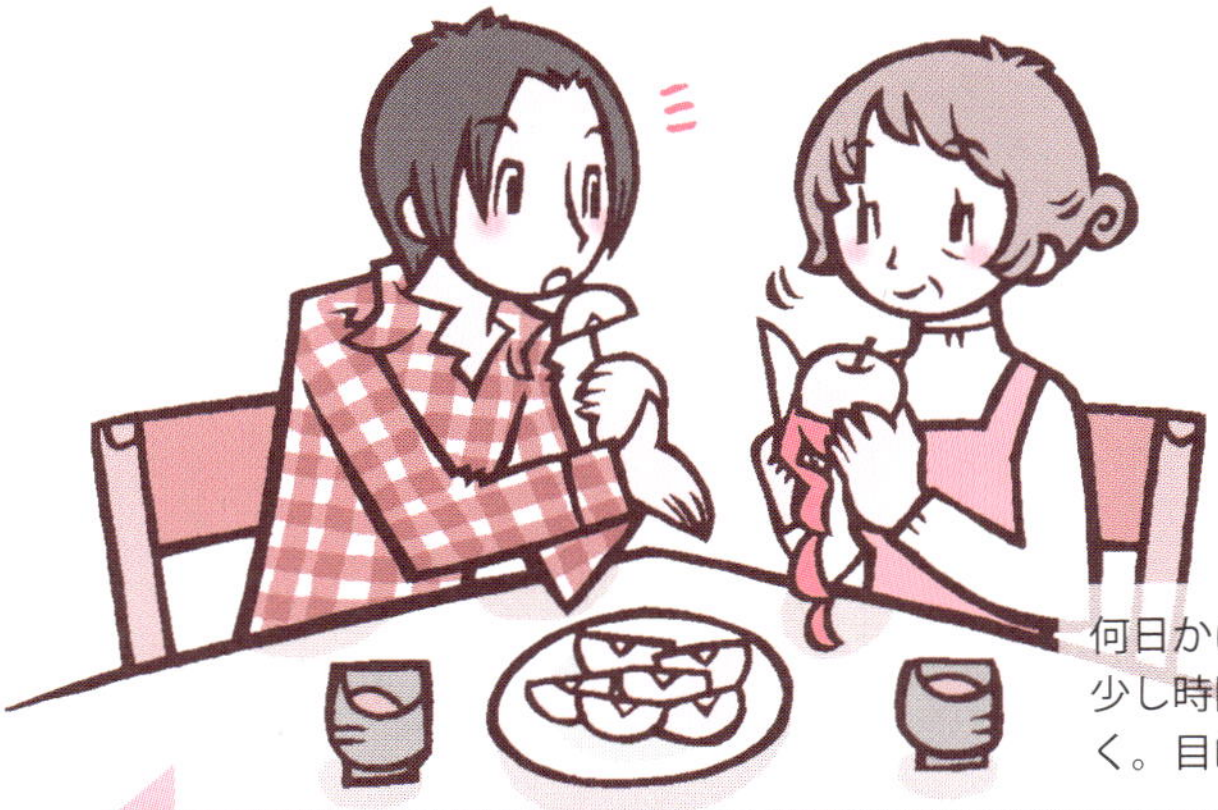

何日かに一回、食事のあとに少し時間をつくって、話を聞く。目的のない会話でよい

○

家族 大学ができること

みんなで聞く

相談にのれる人を増やす。さまざまな人が気にかけているというのが理想的

柔軟に聞く

アドバイスの仕方や内容を変える。自分の考えに固執しないで、柔軟に助言する

質問しながら聞く

聞き役になる。うまく説明できない学生には、質問して話のきっかけをつくる

本人とのつながりを増やす

家族からひとこと

以前は「息子は有名大学に合格した、能力のある子だ」という先入観をもっていました。そのため、つい息子への要求が強くなり、それが彼を悩ませていたようです。優れた能力ばかりみて、苦手なことをみていませんでしたね。

発達障害の特性を理解してからは、指示したほうがよいことと、注意しないほうがよいことを、区別できるようになりました。息子との口論が減って、幸せです。

×

同じ小言を繰り返すと、関係が悪化。本人は同じミスを続け、家族も注意しなくなる

反省を待っていても、本人は反省の仕方がわからない場合もある。支援ゼロの状態に

Column

信州大学ではコーディネーターが配置されている

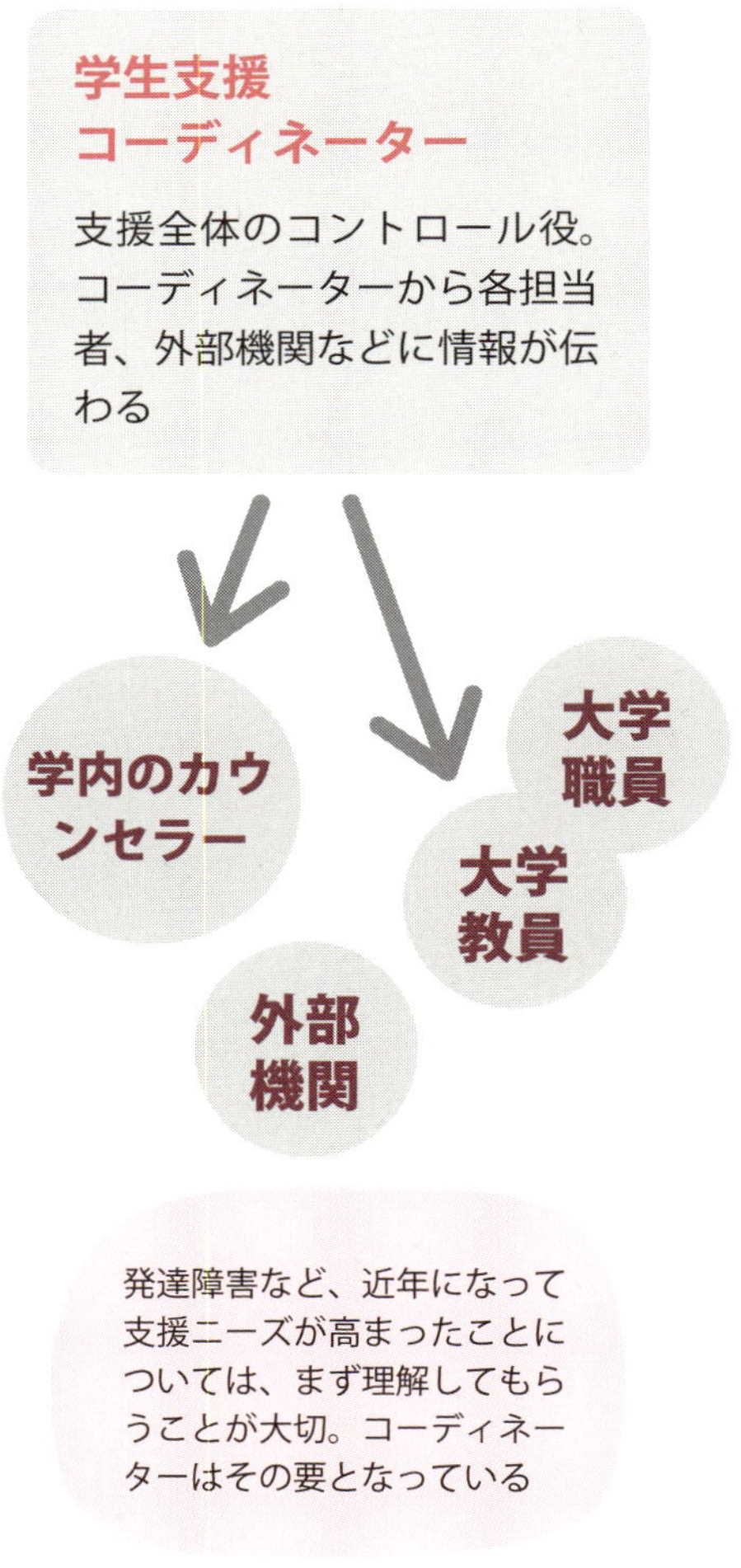
学生支援
コーディネーター
支援全体のコントロール役。コーディネーターから各担当者、外部機関などに情報が伝わる
学内のカウンセラー
大学職員
大学教員
外部機関
発達障害など、近年になって支援ニーズが高まったことについては、まず理解してもらうことが大切。コーディネーターはその要となっている

コーディネーターが全体をみている

信州大学はいま、試行的に「学生支援コーディネーター」という役職を配置しています。

大学関係者が、悩んでいる学生に支援をおこなうとき、支援全体をコントロールする役職です。学生支援の新たな枠組みづくりとして、期待されています。

臨床心理士や相談業務の従事者などがコーディネーターに就任して、発達障害も含めた、あらゆる悩みに対応しています。

個別支援計画で生活面も支援

コーディネーターは、学生の状態を把握して、個別支援計画を立てています。

学習面、生活面、対人関係の面など、学生がとくに苦手とする面について、ほかの支援者とともに支援策を講じているのです。

コーディネーターは部署の垣根を越えて連携をはかれるため、学内全体への情報提供や協力依頼がしやすく、支援計画やネットワークの構築に貢献しています。

4 サークル活動になじめない人もいる

大学生になると、サークル活動やコンパなど、
自由に参加できる集まりが増えます。
どのサークルに入会し、どのコンパに参加するか、
日々、自分で判断することになります。
発達障害がある学生は、そういった、複雑な人間関係を
考えるのが苦手です。説明してくれる友人がいるとたすかります。

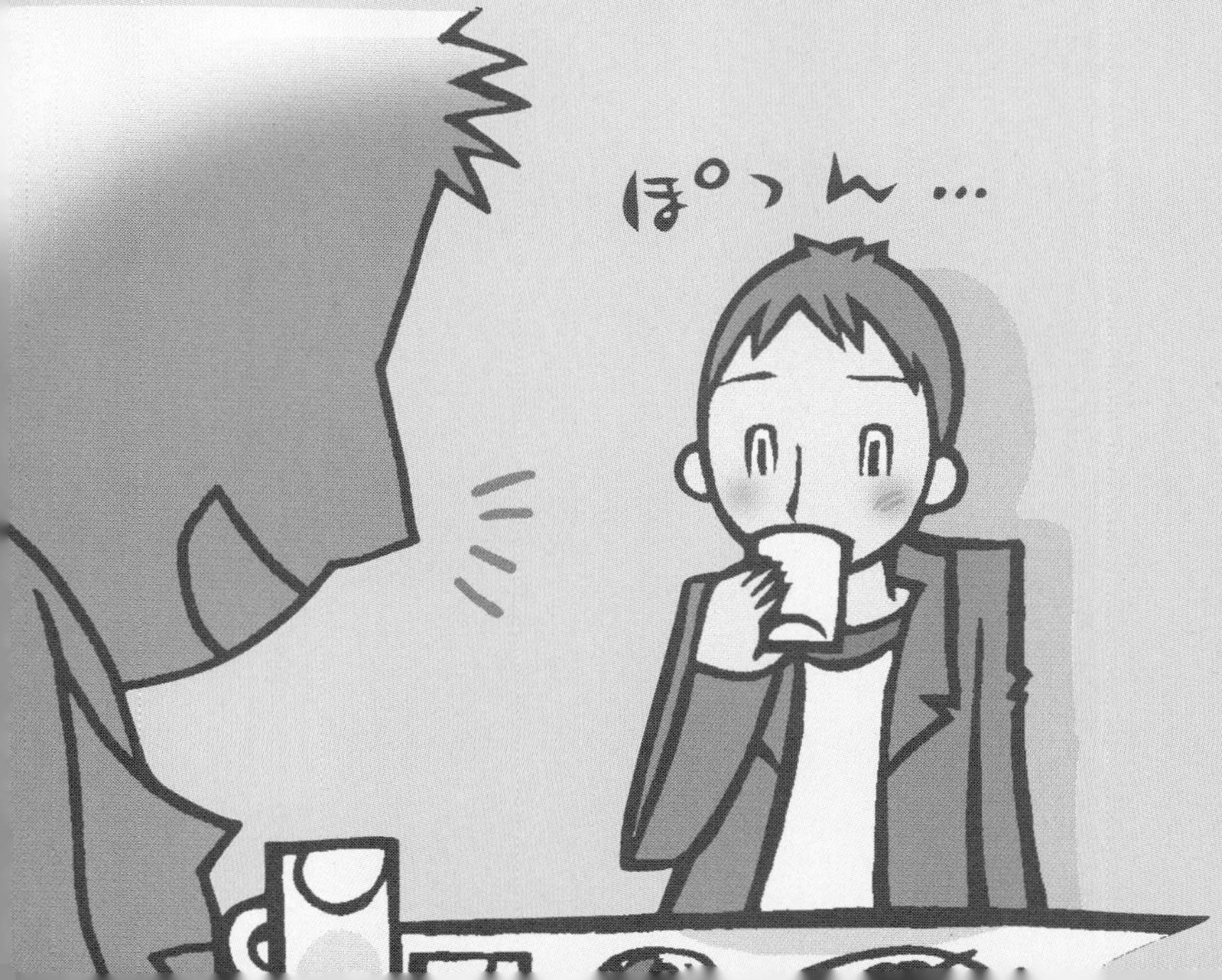

男女とも、適度な距離で付き合えない

発達障害がある人にとって、友達付き合いは悩みの種です。ケンカをしたり、恋愛で失敗したりすることが多く、人間関係がなかなか安定しません。

問題になってから発覚する

友達付き合いには、点数や評価がありません。発達障害のある学生が小さな失敗を続けていても、それが表面化しないため、本人も家族も、なかなか気づきません。

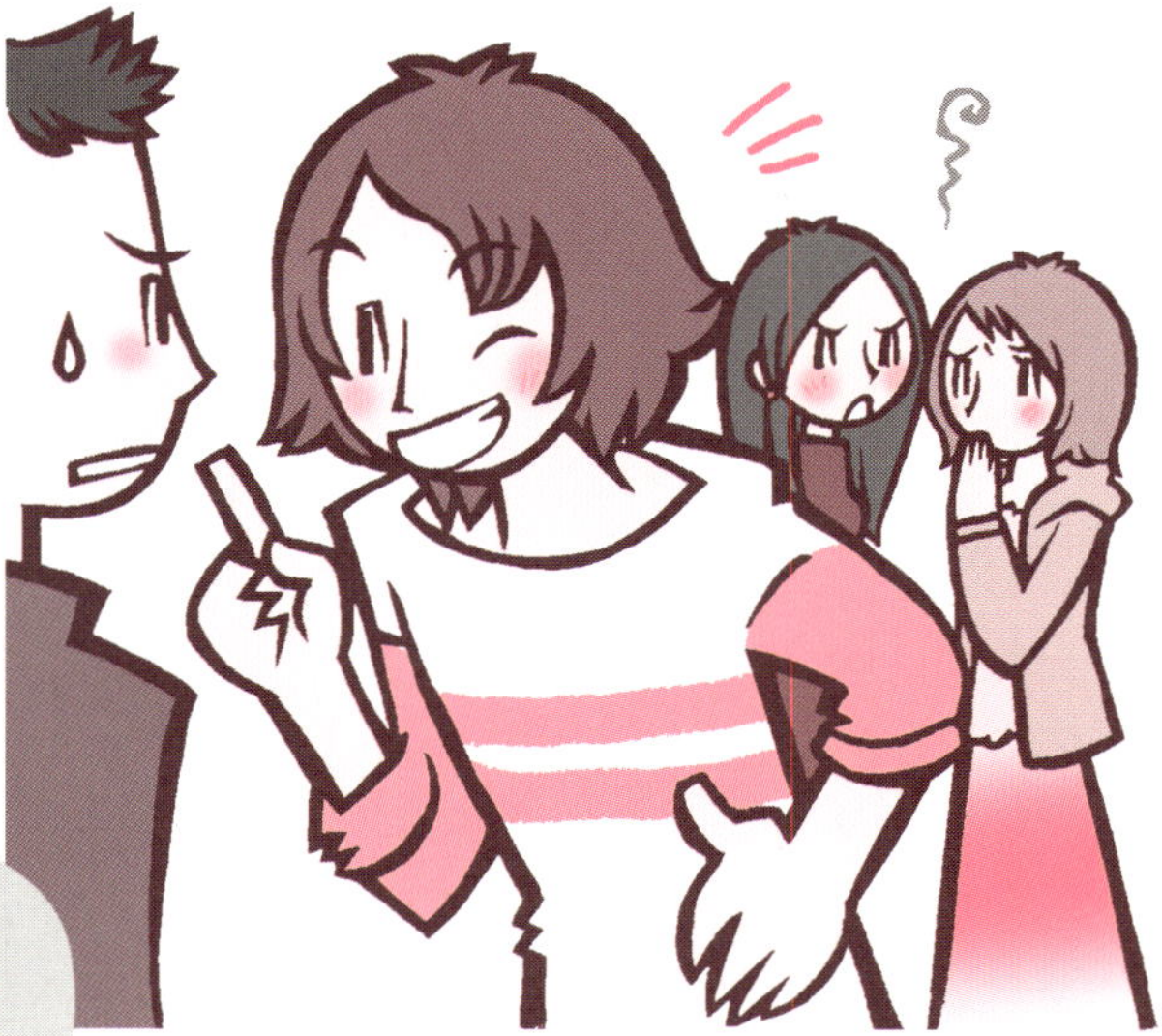

人前で、性器のことを大きな声で話しはじめ、下品な人だと思われてしまう

困っていること

友達ができない。会話や気持ちがすれ違い、仲が深まっていかない

隠語がわからない。性的な隠語の意味を、周囲に聞いてまわる

異性とうまく付き合えない。初対面の人を突然、デートに誘ったりする

人間関係の距離感が不適切に。異性の体に安易にふれることがある

友達と話さず、インターネットを頼りに情報収集。かたよった知識に

性への興味をどこにも向けられず、アダルトサイトにはまってしまう

発達障害が理解されず、セクハラだと指摘されて、学内で問題に

物理的にも心理的にも近づきすぎる

人間関係をじょうずに築くには、距離感が大切です。手の接触などの物理的な距離感も、感情を表現する際の心理的な距離感も、どちらも重要なポイントです。

発達障害がある人は、そのどちらにも適度な距離がとれません。異性に近づきすぎたり、親しくない人になれなれしく話しかけたりするトラブルが起きがちです。

距離感は曖昧《あいまい》なものであり、言葉ではっきりと示さないものでもあります。そのため、発達障害がある人にとっては、非常に理解しにくいことなのです。

言われないとわからない

発達障害のある学生は、友達付き合いの問題の多くを、自覚していません。自分では気をつかっているつもりの人もいます。具体的に説明しないとわからない場合があります。

背景

- 社会性の乏しさ。隠語や男女交際の手順など、周囲が暗黙のうちに理解していることがわからない
- 不注意の特性があるために、不用意な発言が多い

対応

専門家は「ロールプレイ」という対応をとります。本人に特定の状況での話し方やふるまいを演じてもらい、問題点を確認しながら、よりよい行動へと修正する方法です。適切な行動を具体的に示すことが大切です。

背景

- 社会意識のずれ。性的な発言・行動が社会的に重大な意味をもつことがわからない
- 衝動性。社会常識はわかっているが、自分をおさえられない

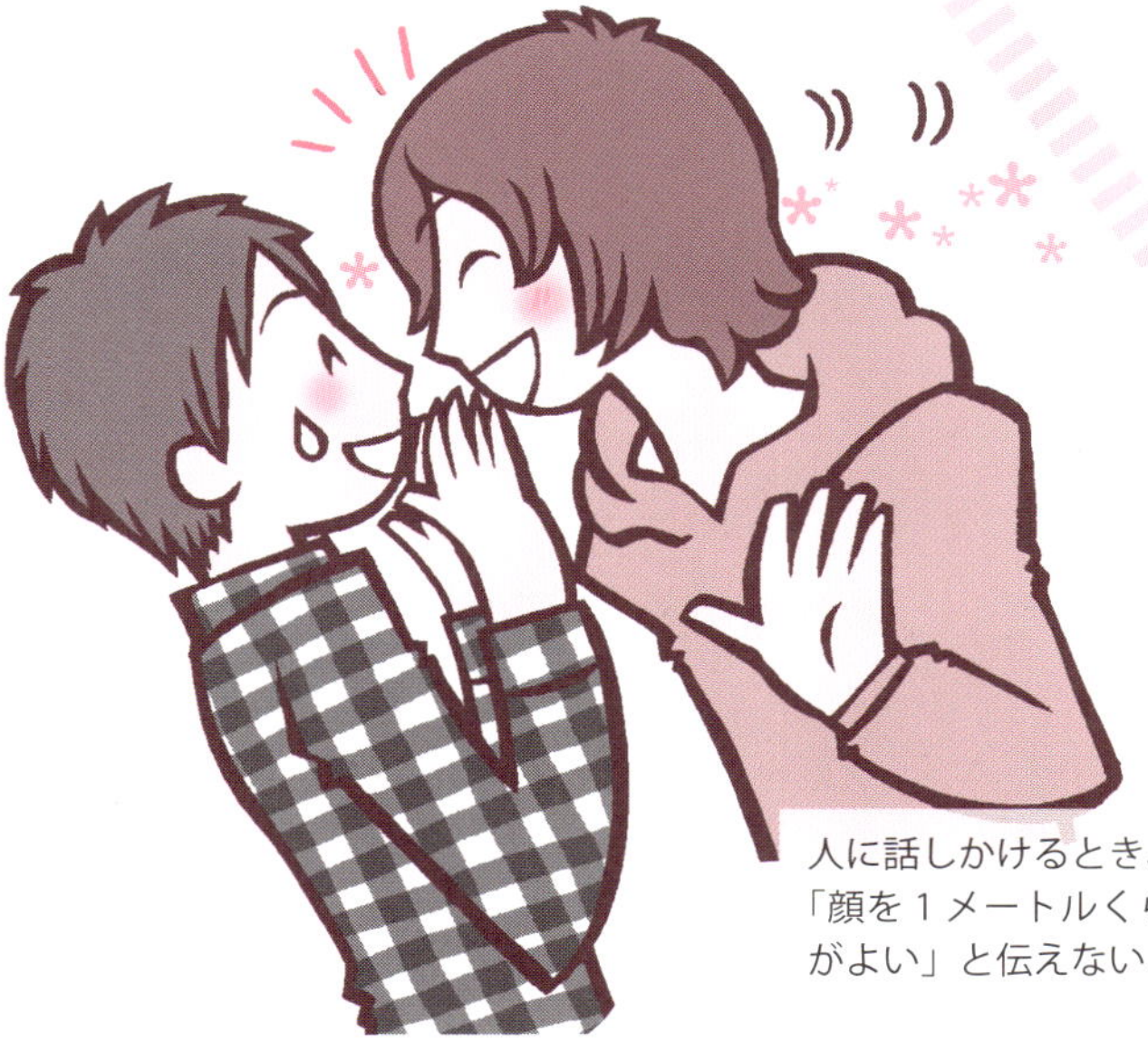

人に話しかけるとき、極端に近づく。「顔を1メートルくらい離したほうがよい」と伝えないとわからない

「大学生らしさ」にこだわって不自然に

発達障害、とくに自閉症圏の特性がある人は、独特の考え方をして、その考えに強いこだわりをもつ傾向があります。そのこだわりによって、言動が不自然になります。

思いこみが激しい

発達障害のある人は、考えを切り替えることが苦手です。一度、こうだと信じこむと、その考えにとらわれて、柔軟な考え方ができなくなりがちです。

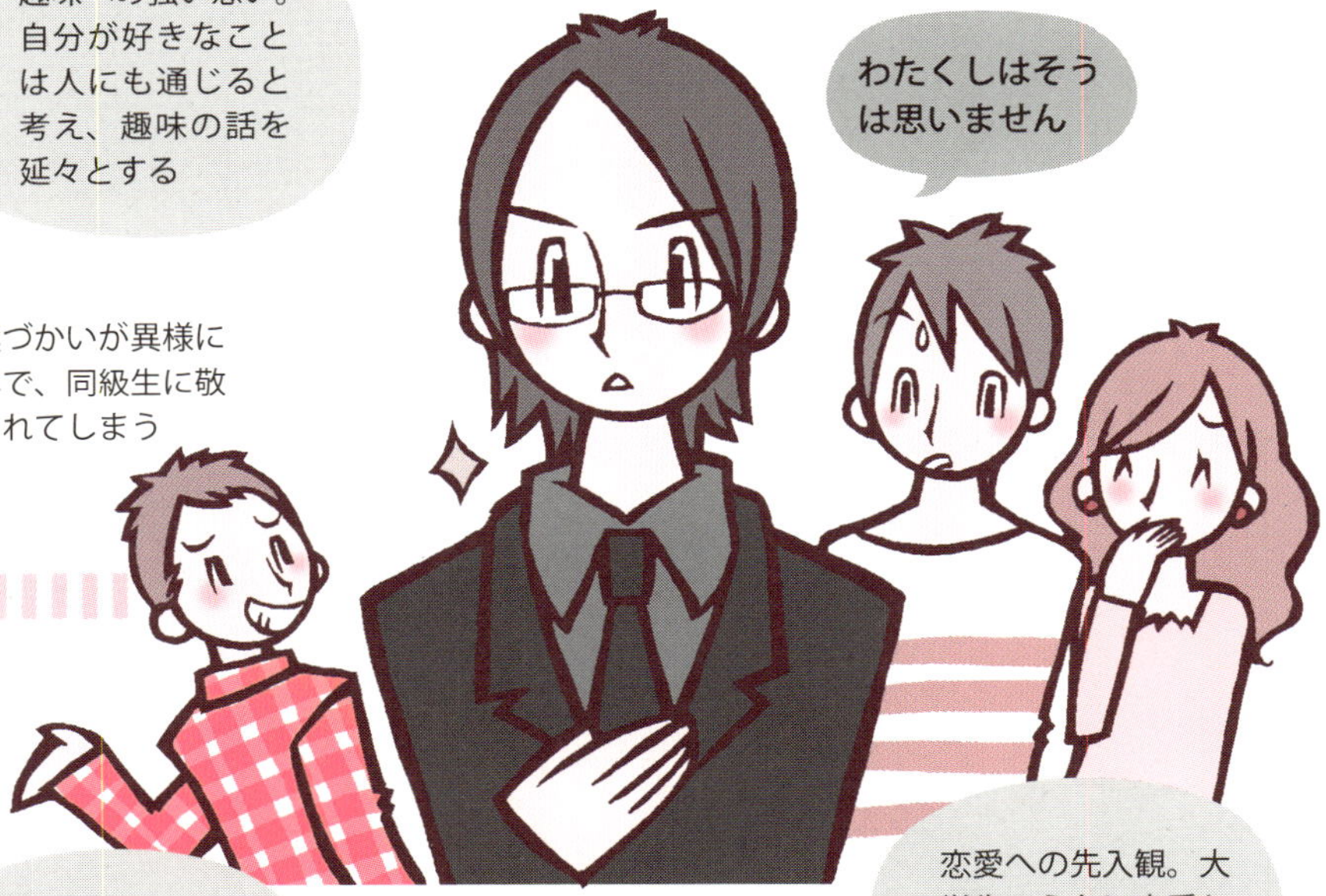
わたくしはそうは思いません
大学へのこだわり。自分が考える「大学生像」を周囲にも強要する
言葉へのこだわり。正しい言葉づかいを心がけるあまり、堅苦しい話し方に
趣味への強い思い。自分が好きなことは人にも通じると考え、趣味の話を延々とする
言葉づかいが異様に丁寧で、同級生に敬遠されてしまう
容姿への思いこみ。「自分は目が小さい」と思い、失敗の原因はすべて目にあると考える
発達障害への思いこみ。得意・不得意を決めつけて、人の意見を聞かない
サークル活動への先入観。入会すれば絶対に友達ができると信じている
恋愛への先入観。大学生のうちに恋愛しなければならないと断定している
将来への先入観。友達を増やし、サークルで活躍すれば将来有望だと思いこむ
困っていること

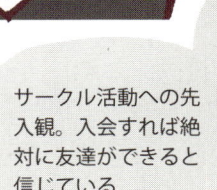

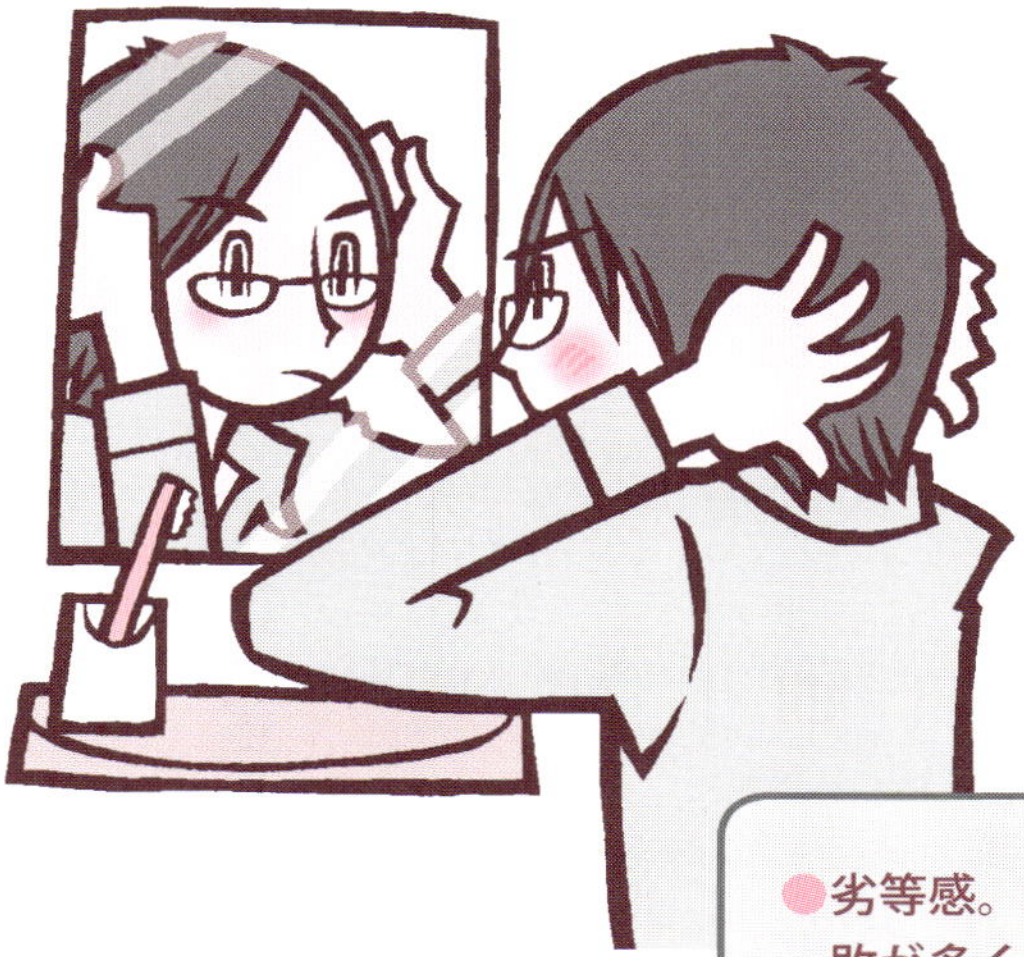

大学生らしい髪型にこだわりすぎて、なかなか外出できない

考えがかたよりやすい

好きなことや好きな場所に過剰に思い入れる行動の裏には、安心感を求める気持ちもあります。大学生活に不安を感じていて、その反動で趣味に集中する人もいるのです。趣味を頭ごなしに否定しないで、対応しましょう。

背景

- 劣等感。幼いころから失敗が多く、ふつうになりたがっている。必要以上に「大学生」や「ふつうの容姿」を意識する
- 文字でものごとを理解している。型通りの理解にとどまり、考えを現実にあわせて変えることが難しい
- 社会性の乏しさ。自分と他人とでは考え方が大きく違うと気づかない
- 想像力の弱さ。自分で考えを広げることが苦手

対応

ものごとの認知の仕方にずれがあります。周囲の人が根気よく説明することで、考え方がじょじょに変わります。図や文字なども使って、さまざまな考え方があることを伝えましょう。

言葉や概念に振り回される

発達障害のある人は、文字情報や話し言葉、マンガなどのさまざまな表現のなかから、自分が理解しやすい形式の情報を選んで、ものごとを学んでいます。

ただ、その理解の過程で、一部の情報にとらわれ、特定の言葉や考え方にこだわってしまうことがあります。情報を整理したり、適度に修正したりする、サポート役が必要です。

当事者からひとこと

「もう成人したから社交的にならなきゃ」と意識して、苦手な飲み会によく参加していました。そんなある日、友達が「無理しないで」と言ってくれて、気持ちが一変。それ以来、特性にあった生活をするよう、心がけています。

会食や飲み会、合宿になじめない

大学に入ると、サークル活動がはじまります。中学・高校時代の部活動とは違い、学生主体で自由に活動していくため、発達障害の人は、ついていくのに苦労しがちです。

自分だけ浮いてしまう

主張が強くて目立ちすぎる人や、意思をほとんど示さず、居心地が悪そうにしている人。そのような、いつも浮いてみえる学生のなかには、発達障害があり、ふるまい方がわかっていない人がいます。

飲み会で、ほかの人の会話にうまく入っていけない。自分の居場所がない

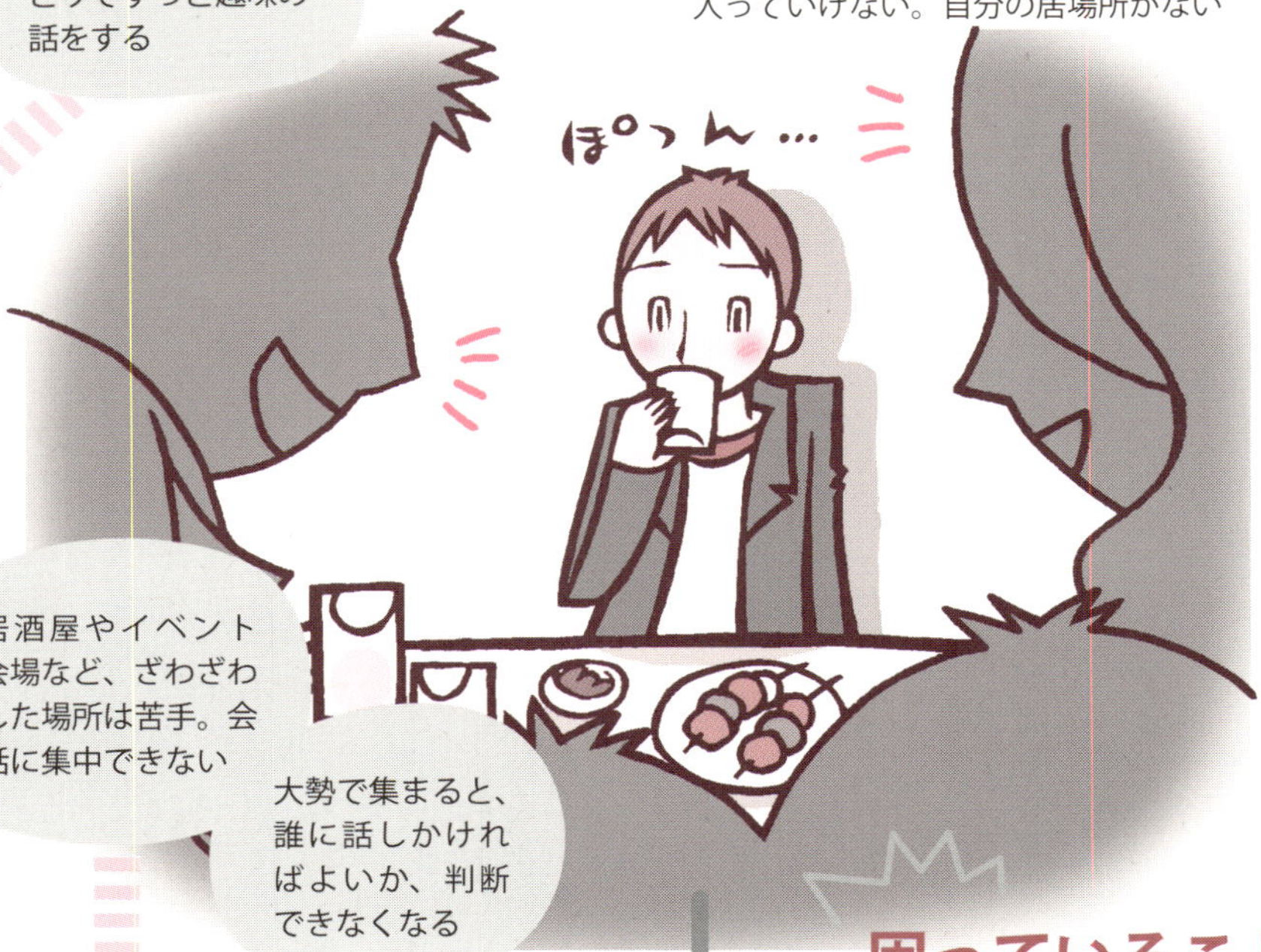

楽しい飲み会の時間に、話し相手の勘違いを厳しく指摘する。場をしらけさせる

一般常識が著しく欠けていて、後輩に笑われる。居心地が悪くなる

自分の話をしたくてがまんができず、ひとりでずっと趣味の話をする

居酒屋やイベント会場など、ざわざわした場所は苦手。会話に集中できない

大勢で集まると、誰に話しかければよいか、判断できなくなる

困っていること

居心地の悪さを感じて退会。サークル活動自体が怖くなり、ほかの会にも入れなくなる

集団が苦手か、騒音が苦手か

発達障害がある人は、サークル活動などの集団行動をすると、「空気が読めない」「浮いている」と言われがちです。

集団行動で浮いてしまう学生は、人にあわせるのが苦手なタイプと、騒々しい雰囲気を苦痛に感じるタイプに分かれます。

音への過敏性が背景にある場合は、努力で改善できる問題ではないため、早く気づき、対応する必要があります。

どうしても苦手な子もいる

社会性に乏しい人や、知覚の過敏性がある人は、集団のなかにいると、ひどく疲れてしまいます。それらの特性への対処には、限界があります。集団行動が向かない場合もあると考えてください。

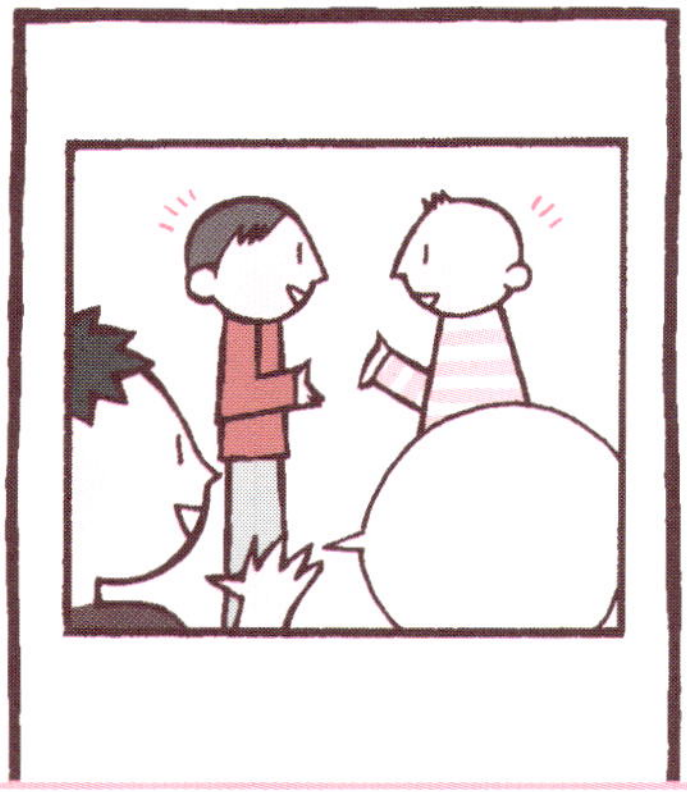

フキダシが空欄になっているマンガ。この場面に適したセリフを書き入れる。記入とその後の相談を通じて、適切な話し方を学ぶ

背景

- **コミュニケーション能力の特性。場面にあった話し方がわからない。言葉や話題のセレクトを間違う**
- **社会性の特性。話し相手の気持ちに配慮できず、相手が求めていない話をする**
- **多動性が強い。発想がとびとびで、話が断片的になる。説明が伝わらない**

対応

場面ごとの適切な話し方を学びましょう。よく遭遇する場面への対処を学ぶのです。会食や合宿への参加が決まった段階で予習するのもよいでしょう。専門家は、マンガやイラストなどを利用して、話し方を具体的に練習する方法をとることがあります。

- **聴覚の過敏性。人のざわめきや、大音量のBGMが苦痛。特性に無自覚で必死にがまんしている。騒音と話し声を聞き分けられない子も**
- **視覚の過敏性。強い光や特定の色が苦手。神経質な学生だと思われがち**

感覚や知覚の過敏性については、慣れるのにも限界があります。騒々しい会合には参加しないほうが、生活が安定します。ほかの機会に参加しましょう。

集団への適応が苦手か、過敏性があるか、背景によって対応はまったく異なる

ものの貸し借りがルーズで敬遠される

発達障害がある人は、人のものを粗雑にあつかって、友達から嫌われる場合があります。ものの貸し借りという、対人関係のマナーのひとつが欠けていることがあるのです。

人のものを雑にあつかう

多くの場合、本人には、ものを雑にあつかっているつもりはありません。しかし、認識不足で言葉も配慮も足りず、まわりの人を唖然とさせるようなふるまいをします。

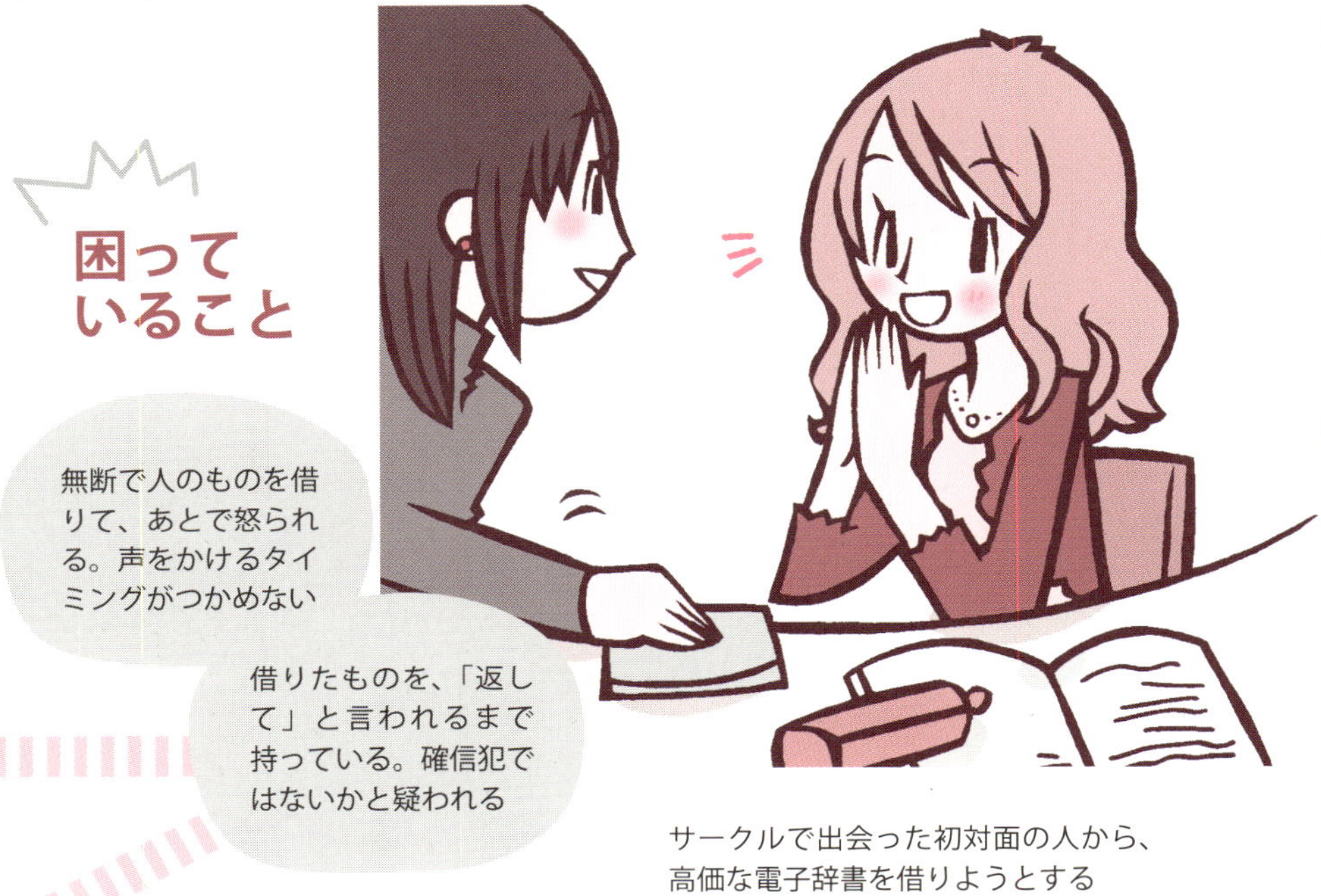
困っていること
無断で人のものを借りて、あとで怒られる。声をかけるタイミングがつかめない
借りたものを、「返して」と言われるまで持っている。確信犯ではないかと疑われる

サークルで出会った初対面の人から、高価な電子辞書を借りようとする

悪気はないがルーズにみえる

無断で借りるのも、返却が遅れるのも、悪気があってしていることではありません。

借りる手順や返すタイミングがわからなくて、結果としてトラブルになっている場合がほとんどです。悪意がなくても、結果としてルーズな人だと思われると、学生生活がしづらくなります。

適切なやりとりが理解できれば、問題は解消します。説明の機会をもうけましょう。

無自覚な場合が多い

貸し借りがトラブルになるのは、問題意識がないからです。多くの場合、本人は適切なやりとりをしているつもりでいます。問題点を具体的に指摘して、改善への手立てを考えましょう。

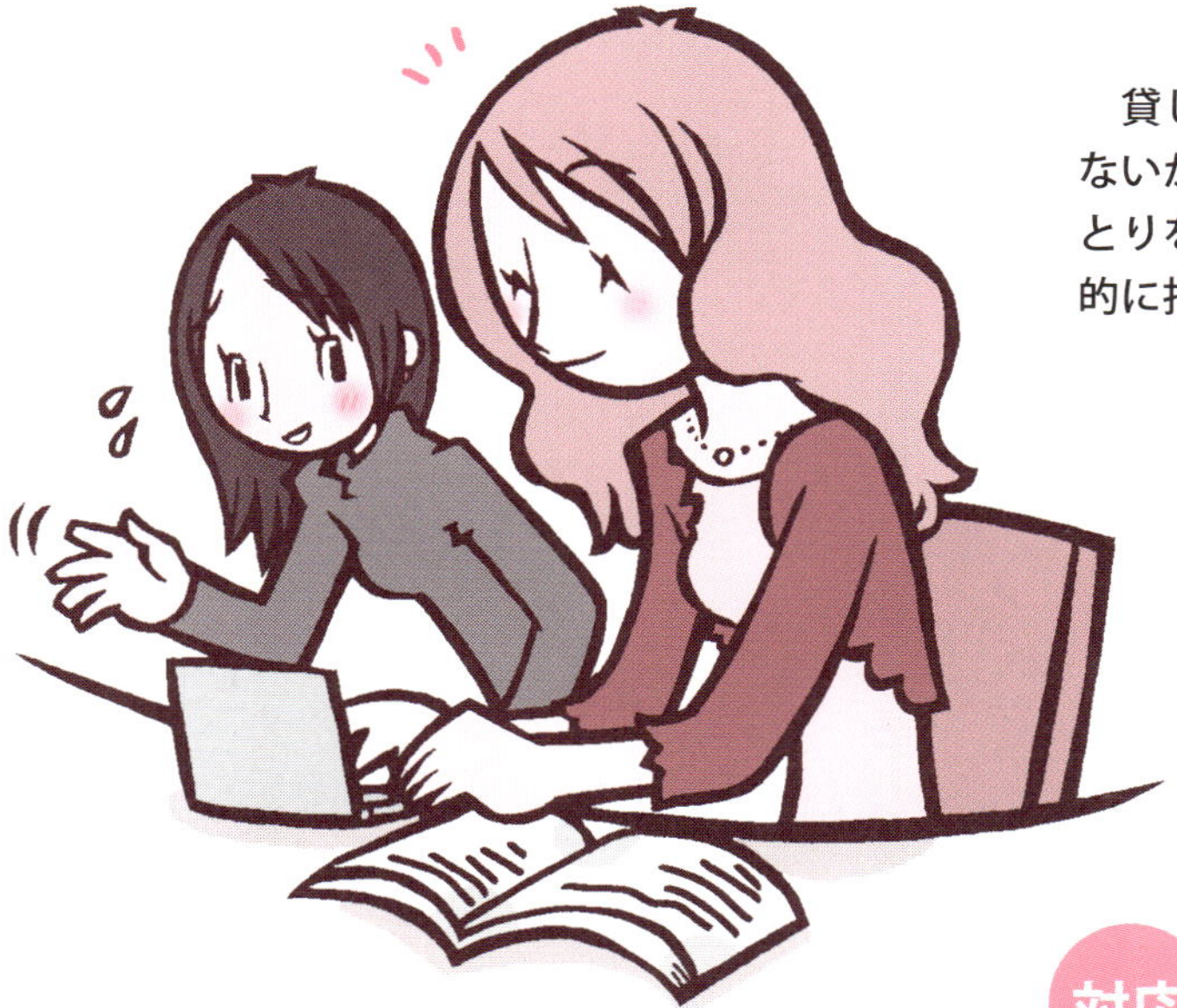

人の電子辞書をずっと使っている。注意されてはじめて、よくないことだと気づく

背景

- こだわりの強さや衝動性。もの自体に強い興味があり、よく考える前に、人のものを手にとって使いはじめる
- 社会性の乏しさ。無断借用を悪いと思っていない。最終的に返せばよいと考える

対応

認識不足がある場合には、貸し借りについて正しく理解する機会が必要です。無断借用は犯罪になりえます。借りる際の言葉遣いも学ぶとよいでしょう。

貸し借りの問題には、さまざまな背景がある。対応は一律ではない

背景

- 不注意の特性。声をかける気も、返す気もあるのに、うっかり忘れてしまう
- 不注意や多動性。初対面の人にもどんどん声をかけ、ものを貸し借りする。相手の名前や学部を覚えられず、返したくても返せない。貸したものも戻ってこない

対応

貸し借りを記録しましょう。ものや相手の名前、日付などをメモします。また、メモを相手にも渡し、返却が遅れたら催促してほしいと伝えておくと、誤解が減ります。

友達の協力でサークルに居場所をみつけたDさん

1

Dさんは AD/HD と診断されている男子学生。これまでの学生生活では、家族や教師の協力もあって、大きな問題は起きませんでした。大学は法学部に入り、軽音楽のサークルに入会。勉強も趣味も積極的にとりくみはじめました。

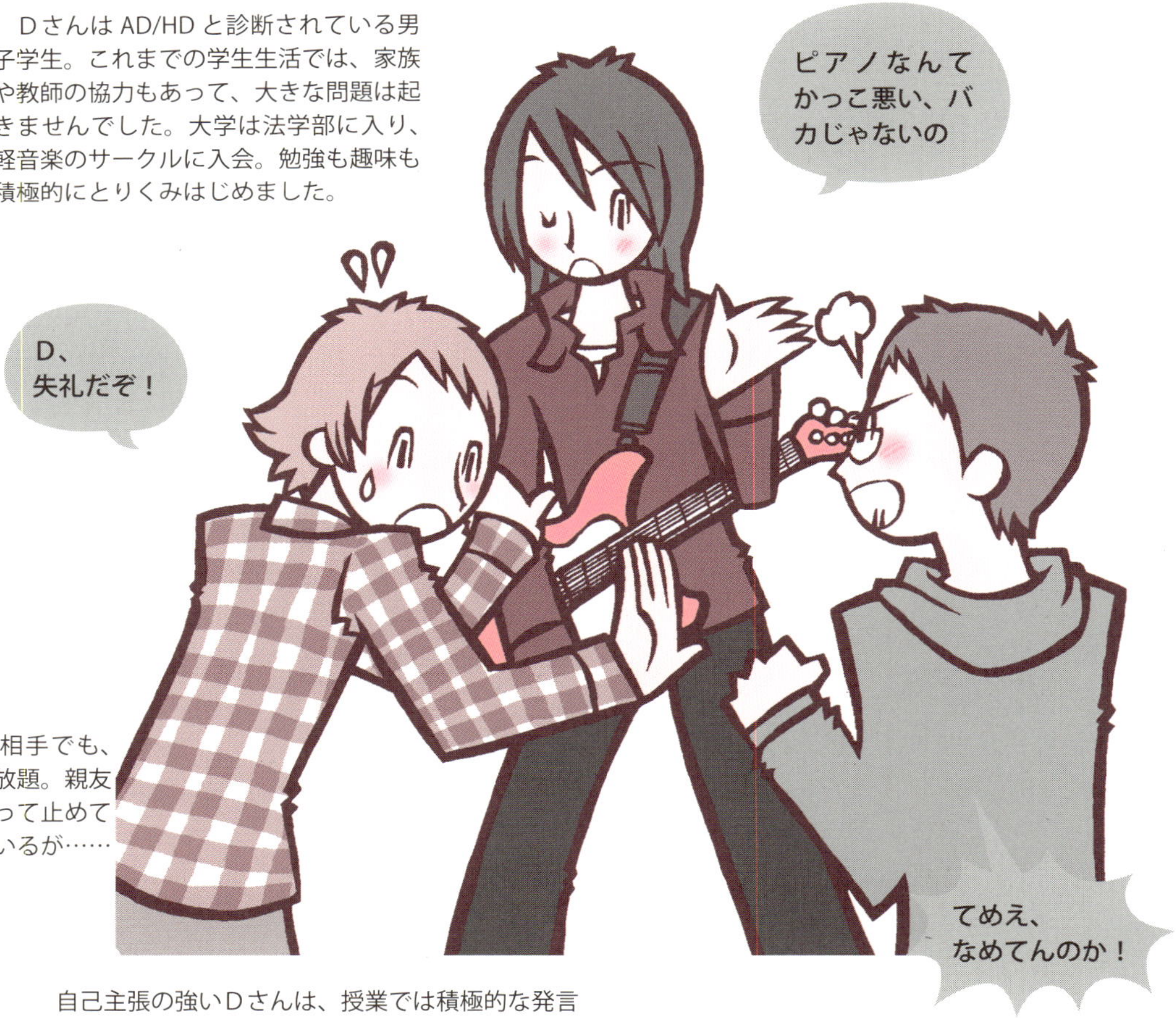
ピアノなんて
かっこ悪い、バ
カじゃないの
D、
失礼だぞ！
てめえ、
なめてんのか！

上級生が相手でも、言いたい放題。親友が間に入って止めてくれてはいるが……

2

自己主張の強いDさんは、授業では積極的な発言が評価されましたが、サークルではうまくいきませんでした。上級生の趣味に対して否定的な発言をして、トラブルメーカーと目されてしまいました。

3

上級生との問題について、高校時代からの親友が相談にのってくれました。親友のすすめもあって、Dさんはその後、学生相談室にも相談。大学職員が親友とともに、サークルの代表者にDさんの特性を説明しました。

第三者が丁寧に説明することで、理解が広がっていく。特性が正しく理解されれば、周囲の対応は安定する

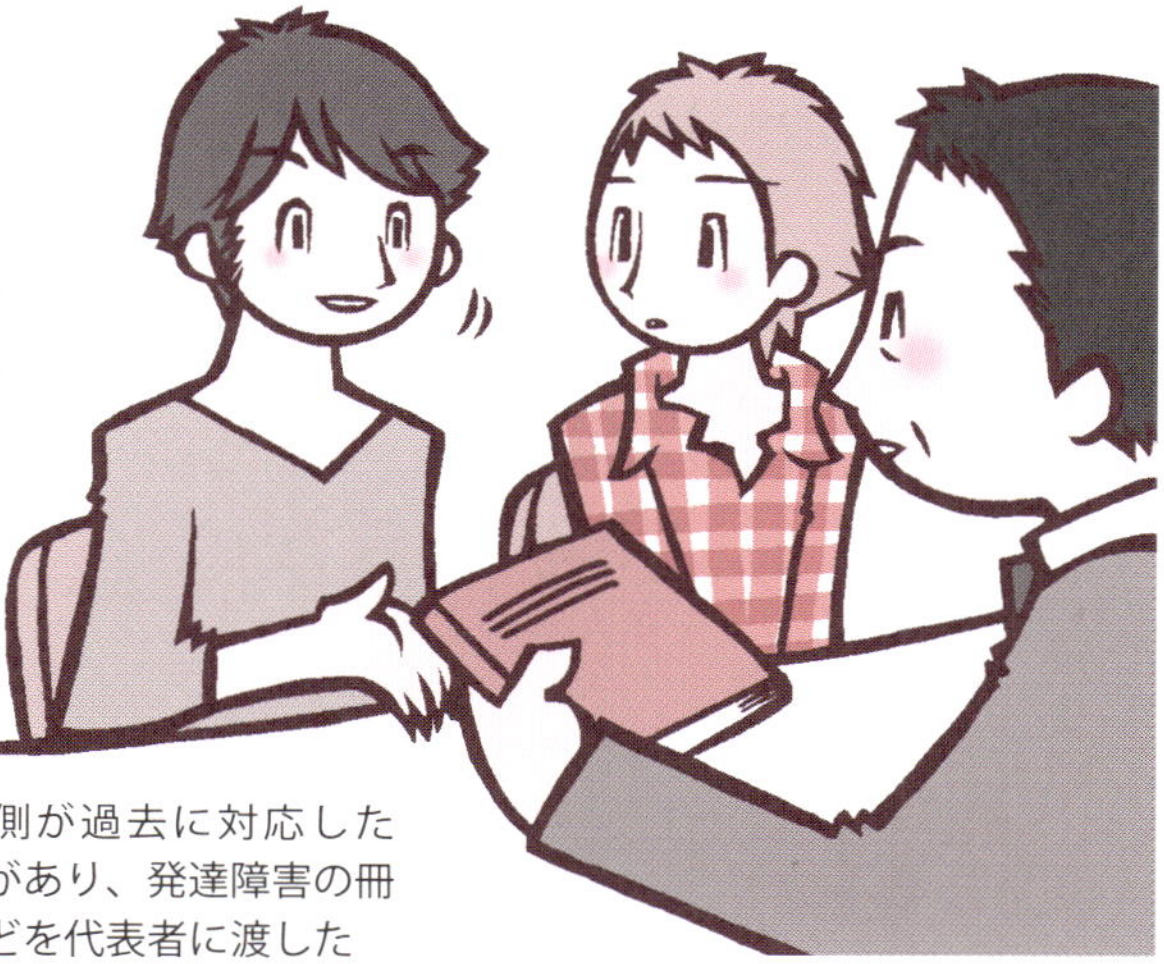

大学側が過去に対応した経験があり、発達障害の冊子などを代表者に渡した

周囲が安定すると、本人も安定する。理解してくれているという安心感があり、イライラすることが減る

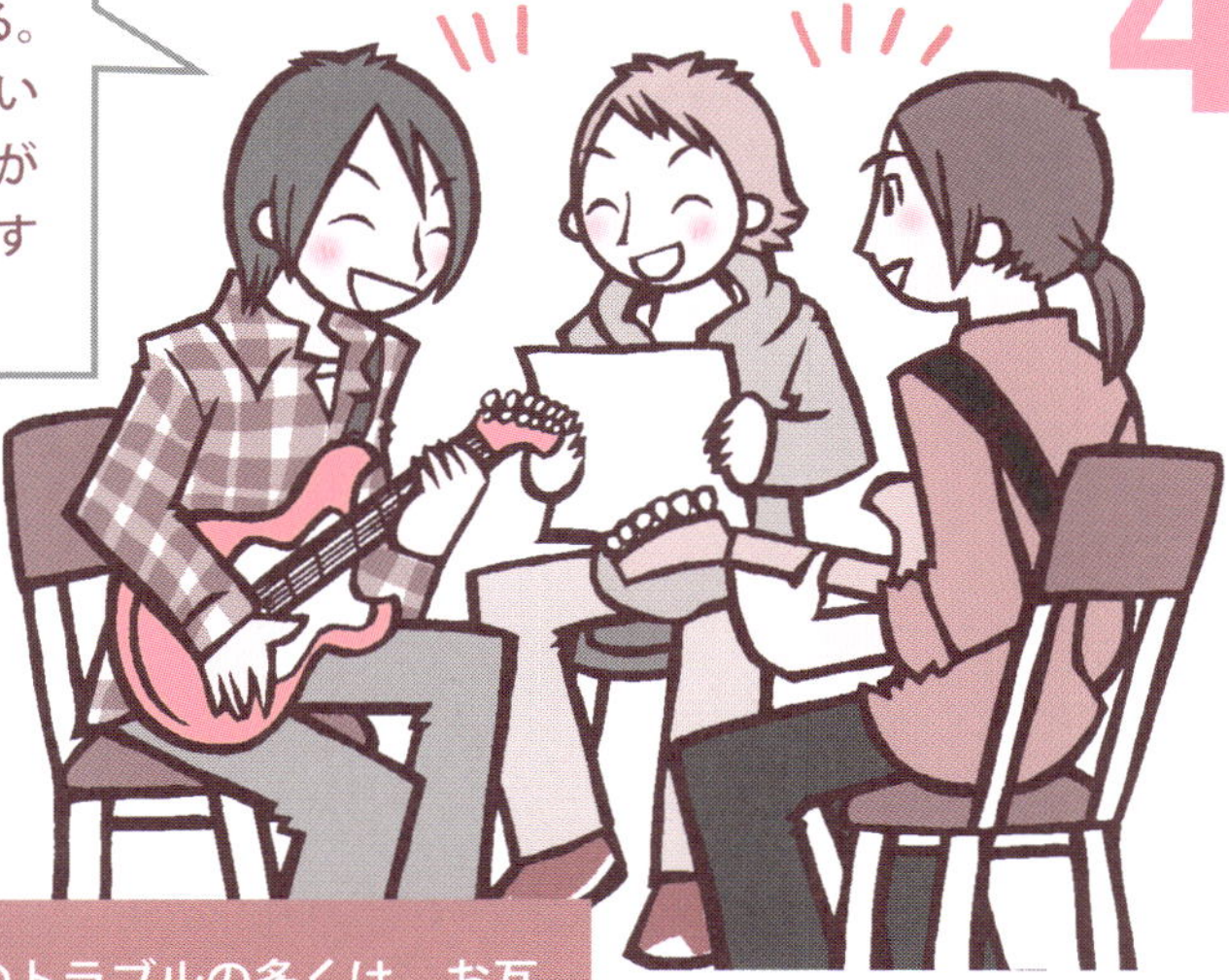

4

サークルの代表者は大学で教育学の勉強をしていて、発達障害に理解がありました。Dさんを熱意があってよい新入生だと評価。Dさんの特性に配慮して、少しくらい過激な発言でも鷹揚に受け止める雰囲気をつくりました。

Dさんには判断力や行動力があり、それを慕う友達も増えはじめた

サークル活動のトラブルの多くは、お互いに真意を説明しあえば解消できること。友達やサークルの代表者、大学職員などの理解しだいで、状況は変えられます。好きなことをはじめるチャンスですから、根気よく理解を求め、居場所をみつけましょう。

5

代表者の対応によって、サークル全体がDさんの特徴を把握。親友がクッション役となったことも奏功し、Dさんのサークル活動は安定しました。人間関係が安定した結果、Dさんの主張もやわらいできています。

話し方や服装をルールとして覚える

友達付き合いのように、形のないものごとを理解するためには、具体的なルールをつくる方法が有効です。シンプルなルールをつくって、対応していきましょう。

ずれやすいポイントを知る

ルールをつくるために、まず、人間関係でずれやすい点を確認します。相手にあわせた柔軟な判断が苦手だということを、理解しておきましょう。

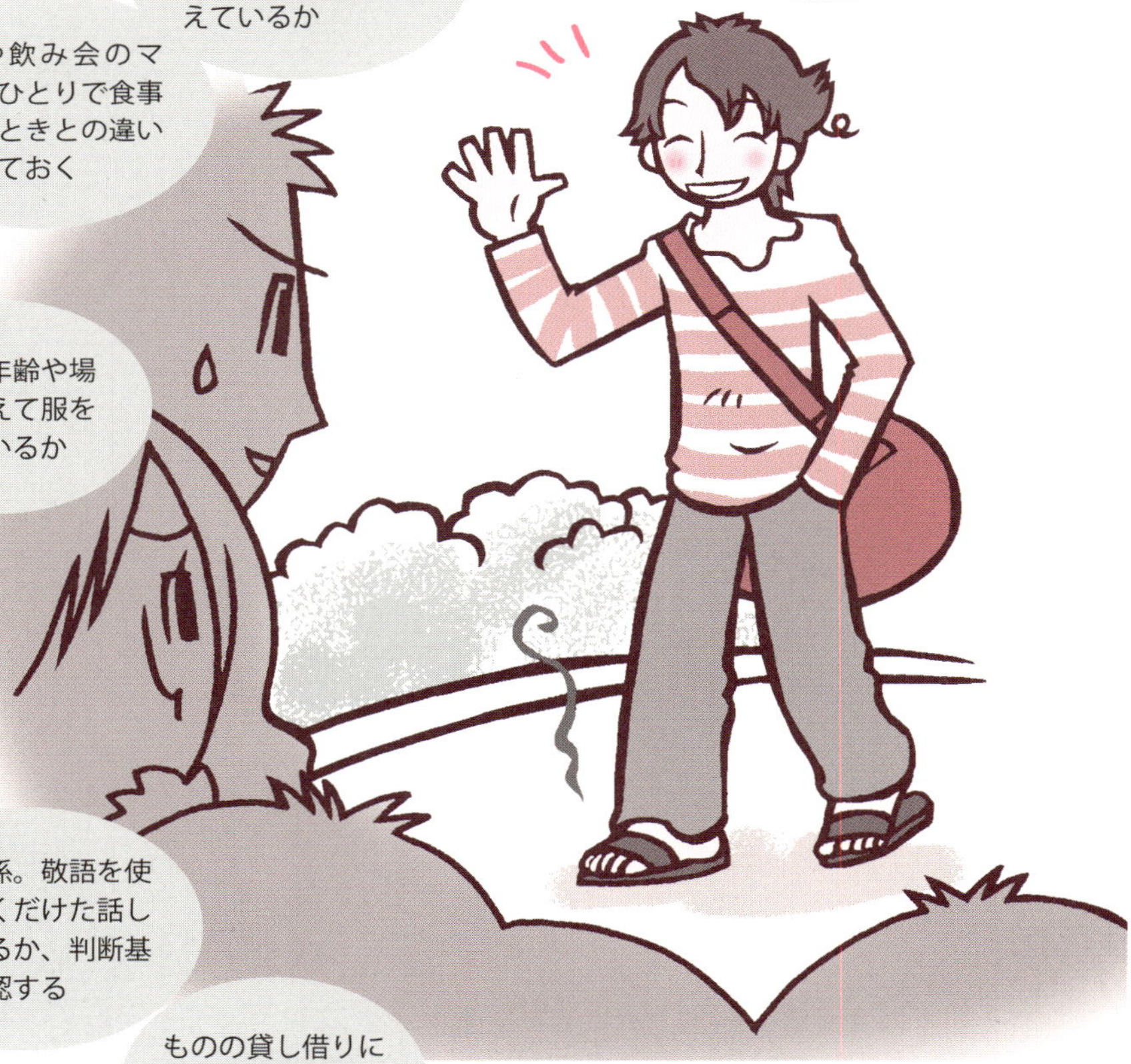
話し方。難解な言い回し、特定分野の専門用語などを多用しがち。声が大きすぎる、ほとんど話さないなどの特徴も。自分の特徴を知る
距離感が不自然。近寄りすぎない、適度な距離を具体的に理解できているか
価値観。趣味の強要や一方的な発言を控えているか
会食や飲み会のマナー。ひとりで食事をするときとの違いを知っておく
服装。年齢や場面を考えて服を選んでいるか
上下関係。敬語を使うか、くだけた話し方をするか、判断基準を確認する
ものの貸し借りについての常識が身についているか

サークル全体でホテルに泊まるときに、サンダル姿で現れ、注意される

「ホテルやレストランには
ジャケットを着ていく」と
いうルールを身につける。
将来にも役に立つ

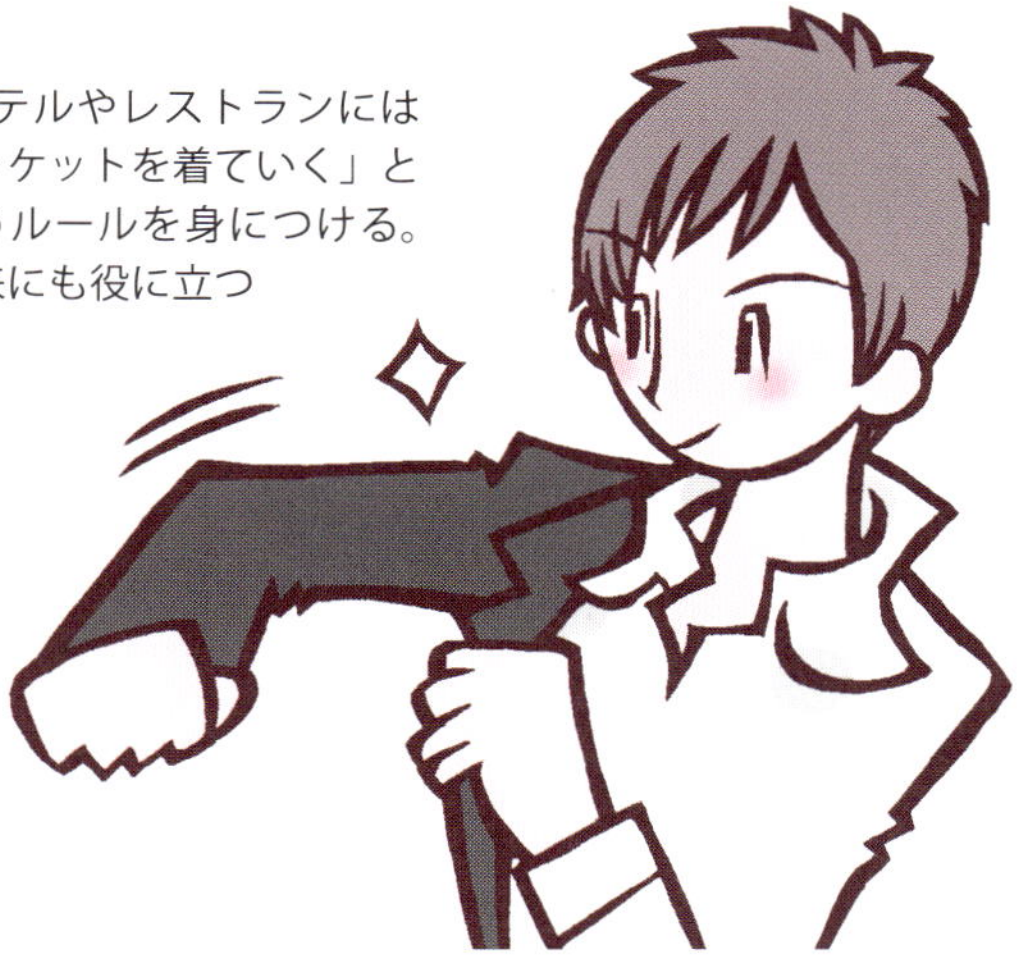

正しいルールで覚え直す

自分なりの基準を見直しましょう。声の大きさや服装をどのように変えれば、場に適応できるのか、周囲にアドバイスを求めながら、ルールを覚え直します。

本人ができること

ルールとして覚える

難しく考えず、できるだけ簡略化した基準に。「初対面の相手には敬語を使う」など

必要なことだけ覚える

ルールを確認する

ルールが適切かどうか、周囲に確認する。「初対面の相手が子どもの場合も敬語でよいか」など、疑問を解決する

ルールを見直す

将来をふまえて、ルールをアレンジしていく。敬語が身についたら、服装の判断基準も加えていくなど

ルールの設定も確認も、ひとりではおこなわない。考え方がかたよっていると、間違った基準が身につく

男女交際や性の話題については、適度なルール設定が難しい。タブーだけ覚えるという対応がよい

ルールブックをつくるとよい

交際のすべてをルール化することは、もちろんできません。しかし、とくに必要なルールを身につけていくだけでも、しだいに数が多くなっていきます。

一つひとつの基準を忘れないように、自分用のルールブックをつくって情報をまとめておくとよいでしょう。

文字や図形、記号など、自分が理解しやすい形式でつくれば、ルールを確認するときにも、ストレスなく作業できます。

向き不向きをアドバイスする

友達付き合いの問題は、勉強や生活の悩みと違って、家族や大学が手を出しづらいことです。アドバイスはできますが、過度に介入しない気づかいが求められます。

過度の期待も否定もしない

人間関係のトラブルには手立てがないと考えるのは早計です。対応はできます。ただし、適切な助言をしても改善しにくいことがあるため、過度の期待は禁物です。

よくある誤解

小さい頃から友達の少ない子だから、今後もできないと決めつける

特性が理解できたため、問題はすべて解決していくと考える

アドバイスをしても本人が聞かないため、なにをしても無駄とあきらめる

できていることを認める

対人関係支援の考え方

向き不向きがあることを伝える。少人数や趣味のグループなど、適応できている環境の話をする

本人の完璧主義に対して助言。友達ができていなくても、人との会話が増えれば、その点を認める

認めて、応援する人になろう

自閉症圏の学生のなかには、どんなに説明しても対人関係のスキルが向上しにくい人もいます。人の気持ちを察することが苦手なタイプの人です。

対人関係のスキルは、必ずしも鍛えられるものではないのです。人間関係の安定や充実をあまり強く求めると、本人を苦しめてしまう場合があります。

こと人間関係に関しては、過度の期待をかけず、いまできていることを認めて、応援する姿勢で支援をおこなっていきましょう。

現実的な幸せへと導く

家族の理想や、大学生支援の理想を押しつけると、本人をますます悩ませてしまいます。いま、本人がじょうずにできている友達付き合いに目を向け、そこから人間関係へのアドバイスをおこなっていきましょう。

まわりからみると奇異なふるまい。異性への不適切なアプローチ、目上の人への暴言、人のものの無断借用など

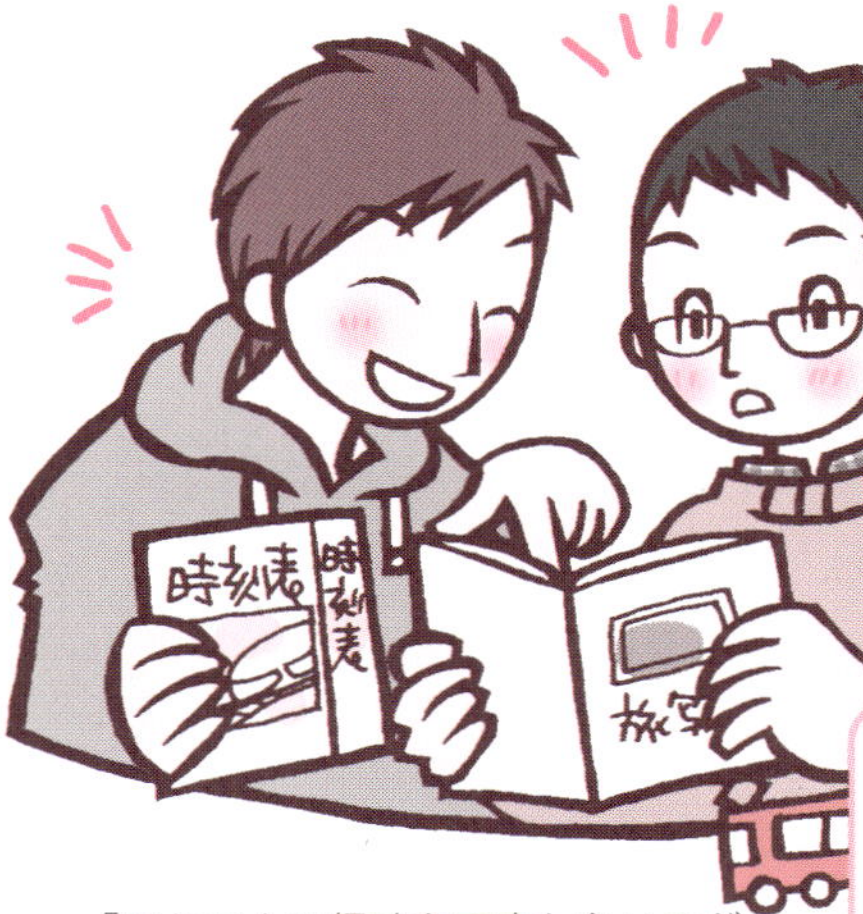

「ほかの人の趣味を否定しないのがポイント」とアドバイス。鉄道サークルでの言い争いが減った

家族 大学 ができること

まず理解する

背景を理解する。すべての行動には本人なりの理由や思いがある

向いていることを伝える

人間関係がうまくいっている部分をほめて、自己理解してもらう。向いているサークルをアドバイスする

異性関係へのアドバイスは、時間をかけておこなう。同性の親が話す、本や冊子を渡す、本人が受け入れやすい言い方を考えるなど

向かないことを伝える

大勢が集まる会食、趣味があわないサークル活動などは、なかなかなじめない場合もあると伝える

本人の自己理解が深まる

佐々木正美先生からひとこと

私は、自閉症スペクトラムの子どもたちに、大勢の友達は必要ないと思っています。

彼らは、ひとりで遊ぶときは非常に安定しています。また、理解者にかこまれているときも、おだやかです。

少数の親友や理解者とともに、自分の特性やペースを大事にしながら豊かな大学生活を送ってほしいと思います。

Column

動画コンテンツを活用している大学もある

学生や教職員への情報提供

早稲田大学では、学生や教職員に向けて、動画コンテンツによる情報提供をおこなっています。

飲酒のマナーやインフルエンザ対策など、さまざまな問題について、専門家が基礎知識を解説する内容です。そのなかのひとつに、発達障害の情報もあります。「障害」をくわしく説明するだけではなく、学習面や生活面の困りごと、その対策をわかりやすく解説する、実践的な動画です。

学内LANでいつでも視聴できる

この動画コンテンツは、早稲田大学に在籍している人であれば、学内LANを使うことによって、パソコンでいつでも、どこでもみることができます。

情報に実用性があり、視聴しやすい形で配信されているため、多くの学生、教職員が活用しています。時間や場所を選ばず、利用することができます。

正しい理解を広げるための先進的なとりくみといえるでしょう。

動画コンテンツ

相談室のカウンセラーが発達障害について解説した動画。文字情報も同時に表示される。約15分で特性と対応の概要が理解できる

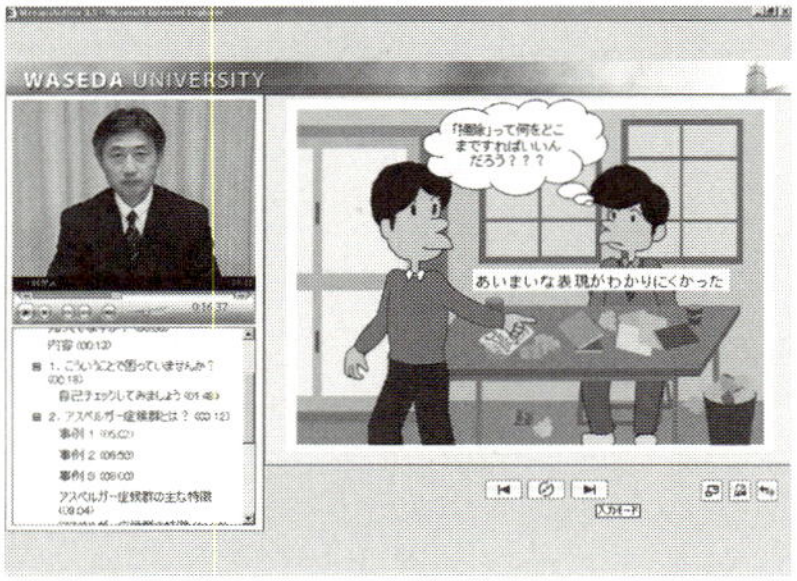

パソコンの画面上に文字が表示され、音声が流れる。自動的にページが進んでいく

大学に在籍している人なら誰でもみることができる。広く理解を求めている

発達障害にかぎらず、飲酒のトラブルなど、ほかの悩みに関する動画もある

5 卒業・就職でつまずかないために

大学生活のなかで、
学習の仕方や人との付き合い方を学んでおくと、
卒業して、社会に出るときに役立ちます。
自己理解がしっかりとできていれば、
自分にマッチする職種もみえてくるからです。
「マッチング」は将来を考えるときに大切な視点です。

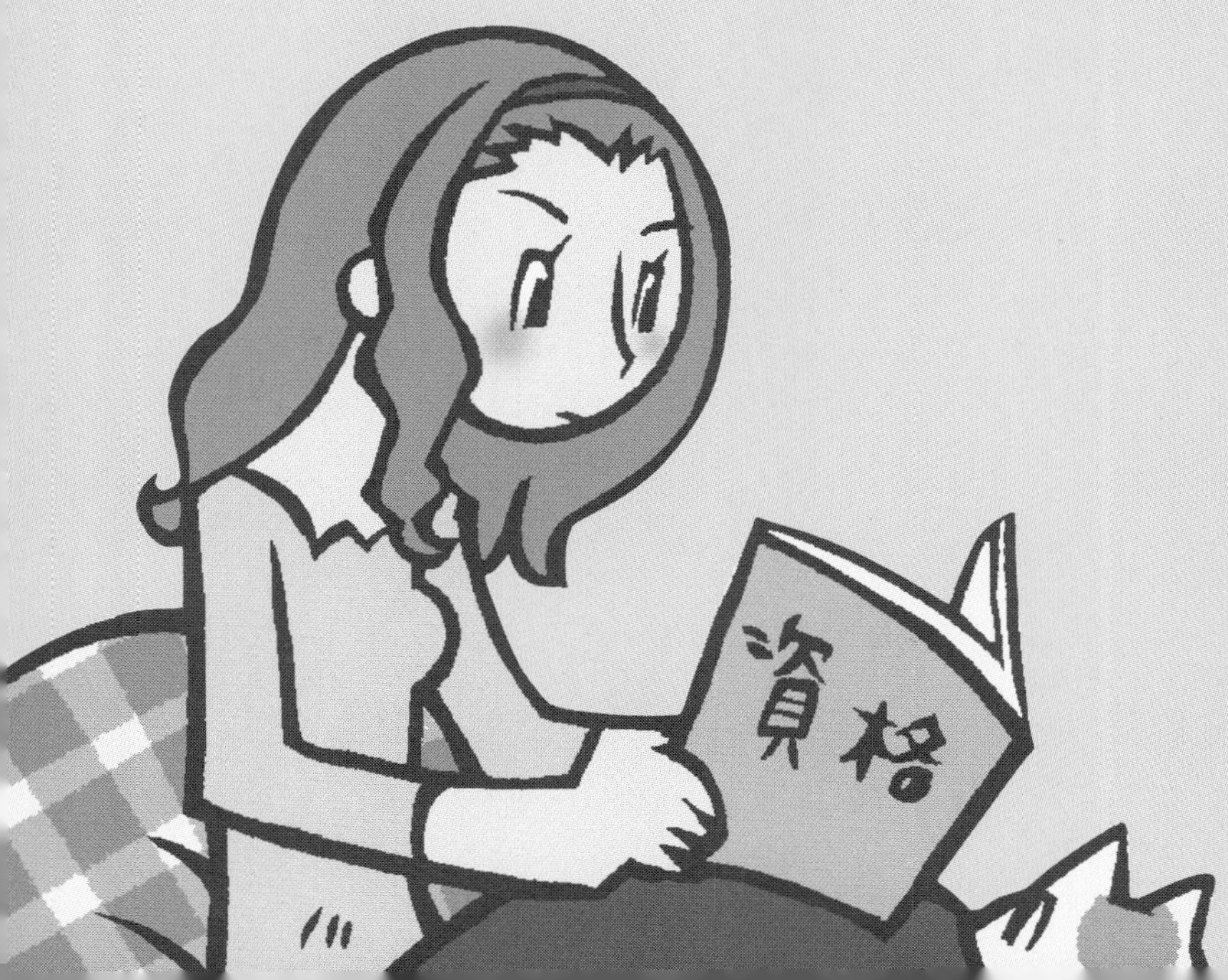

進路をひとりで考えるのは難しい

○か一○○かという極端な考え方をしがちな人が多いのも、発達障害特有の問題です。卒業後の進路を検討するとき、気持ちが揺れやすく、方向がなかなか定まりません。

自己評価がずれる

進路を考えるときには、自己分析をして、適性のある仕事、やりたい仕事を探すのが常道です。発達障害のある学生は、その過程で自己評価がずれ、就職活動にスムーズに入っていけない特徴があります。

困っていること

- 自分の力を過信して、なんの準備もせずに就職活動をはじめる
- 努力すればなんでもできると思いこみ、身の丈にあわない計画を考える
- 「飼い犬の世話がうまい」など、生活のごく一部をみて進路を決める

↓

- 就職セミナーで問題点を指摘され、パニック状態に。現実とのギャップに苦しむ
- 就職活動が進まない。書類作成や筆記試験、面接などのスキル不足に直面する

↓

- 就職活動そのものに挫折。対処法がわからず、相談の仕方もわからない
- 将来のことを考えることがつらくなり、さけはじめる。自暴自棄になる

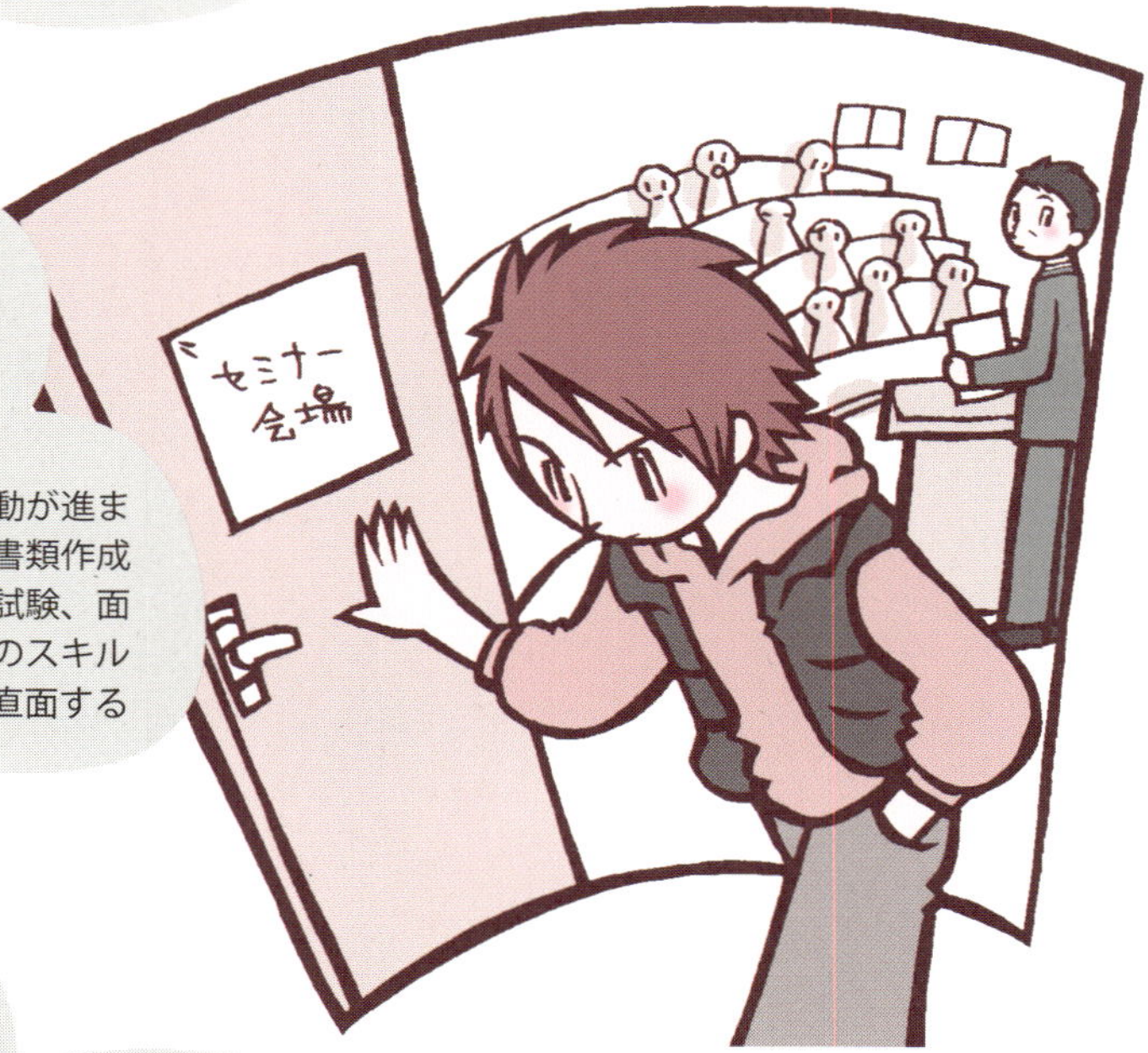

就職セミナーで聞いた内容に不満を抱き、突然文句を言って、会場を出てしまう

目標もずれる

自分のおかれている状況を理解できていないため、目標もずれます。専門知識が必要な職種や、苦手な分野の仕事などを志望して、間違った方向に向かって努力してしまう学生がいます。

対応

就職課やキャリアセンターなど、進路に関する窓口に相談すると、就労支援が受けられます。志望職種の選定から、こまめにアドバイスを受けましょう。

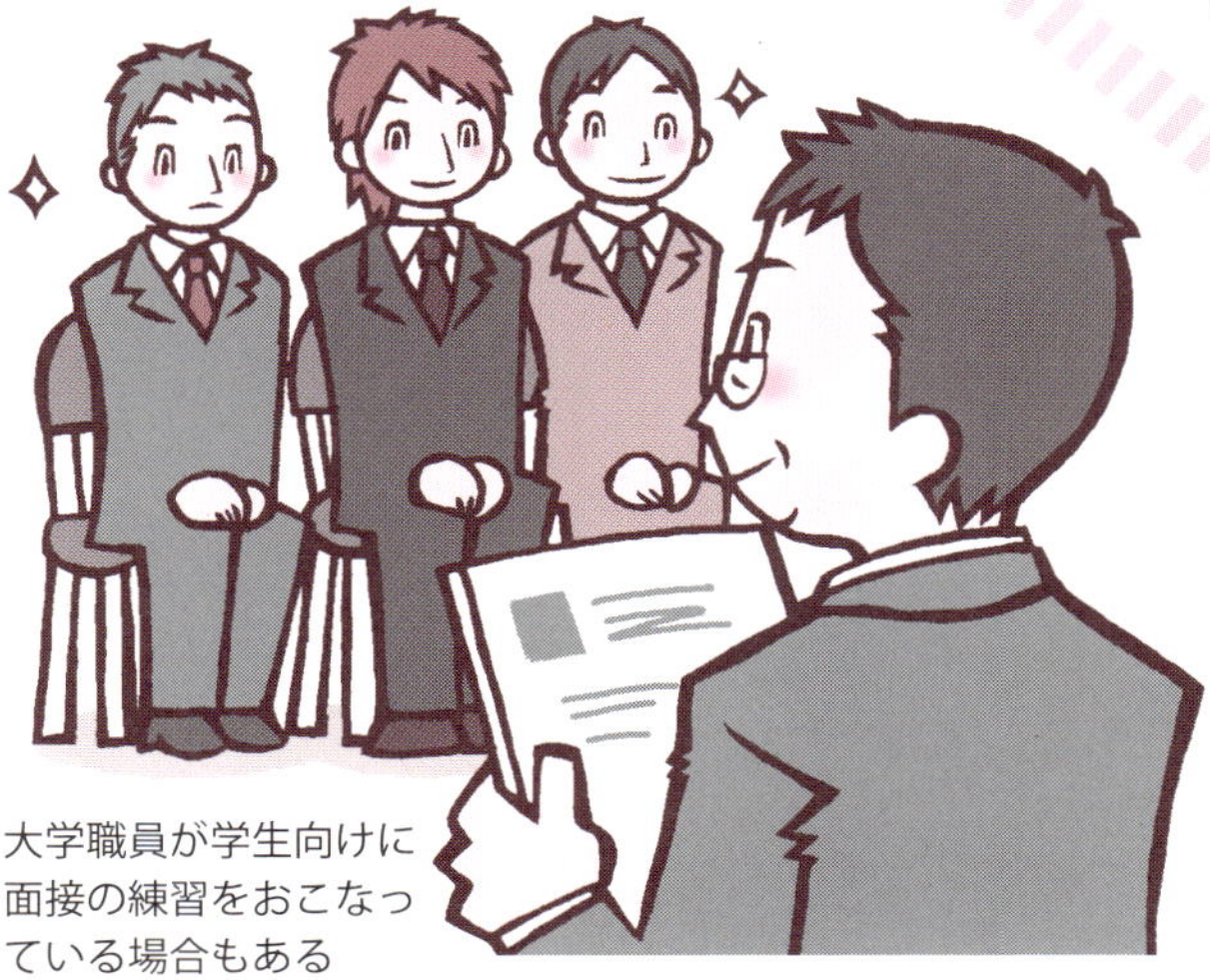

大学職員が学生向けに面接の練習をおこなっている場合もある

背景

- 自己認知の問題。自分と人との違いがわからない。具体的に言葉や数値にして比べればわかる
- 多動性や衝動性。熟考する前に決断し、決断をすぐに変える。まわりの人には進路を安易に決めているようにみえる

背景

- 社会性の乏しさ。就職活動には授業とは違うとりくみ方が必要だと気づかない
- 実行能力の弱さ。事務的な作業がどうしても苦手。サポートなしだと失敗しやすい

自分のことも、世間のことも正しく理解できていない場合、目標がコロコロ変わり、ただ時間がすぎるということになりがち

間違った方向に努力している

大学生活が後半にさしかかると、卒業、そして就職が視野に入ってきます。大多数の学生は、卒業後の目標を定め、そのための準備や勉強をはじめます。

発達障害のある学生は、そのような自主的な判断、計画的な作業が苦手です。

適切な目標や計画を立てることができず、非現実的な夢を描いて、努力しているケースがあります。

夢ももちろん大切ですが、自分にあった目標を立てないと、早晩いきづまるときがくるでしょう。就職課の職員や家族などに相談しながら、自分の道を探しましょう。

資格をとる過程でつまずきやすい

将来のことを考え、資格取得をめざすのはよいとりくみです。しかし、学校での教育実習が必要な教員資格など、発達障害のある学生には難しいものもあります。

とれないか、とりすぎるか

資格取得のための基準はたいてい、明確に示されています。具体的なものごとを好む発達障害の学生たちにとって、とりくみやすい課題だといえます。ただし、実習や面接などが関わると、難しくなる場合もあります。

資格試験を次々に受けて資格をとる。しかし就職には役立たないものが多い

本人は資格をとることが将来につながると信じていて、面接などの対策はしていない

資格をとれることも、とれないこともあるが、どちらにも発達障害の特性が影響している

教育実習や運転免許の試験で失敗。実践的な作業にうまくとりくめない

知識はあり、筆記試験は合格するが、面接形式の試験があると通らない

困っていること

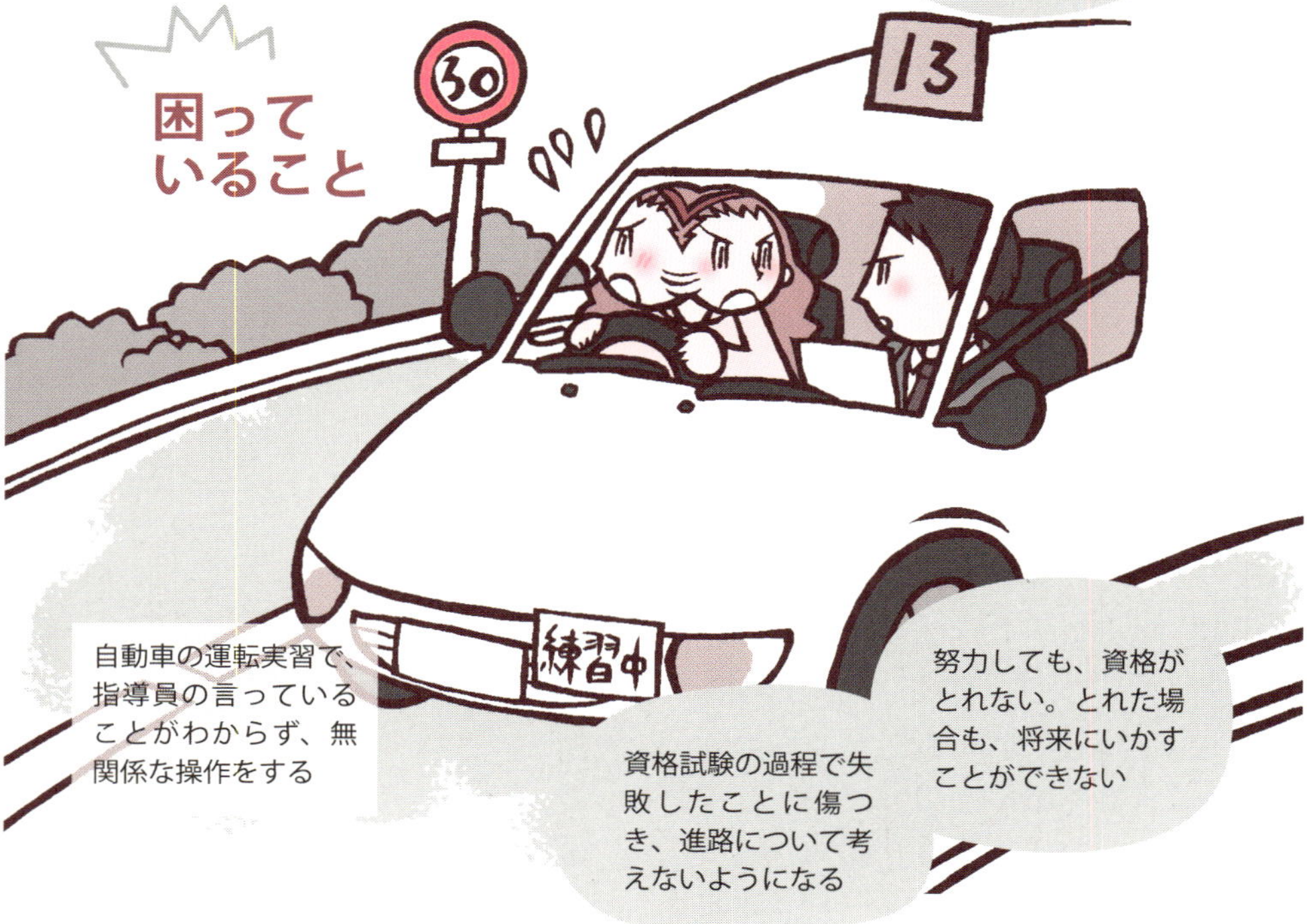

自動車の運転実習で、指導員の言っていることがわからず、無関係な操作をする

資格試験の過程で失敗したことに傷つき、進路について考えないようになる

努力しても、資格がとれない。とれた場合も、将来にいかすことができない

資格に入れこみすぎる

知識や思いこみが先行して、資格を勲章のように考えてしまう人もいます。用途を考えずに次々に資格をとり、一貫性のない一覧ができあがります。進路と資格をむすびつけて考えるのが苦手なのです。

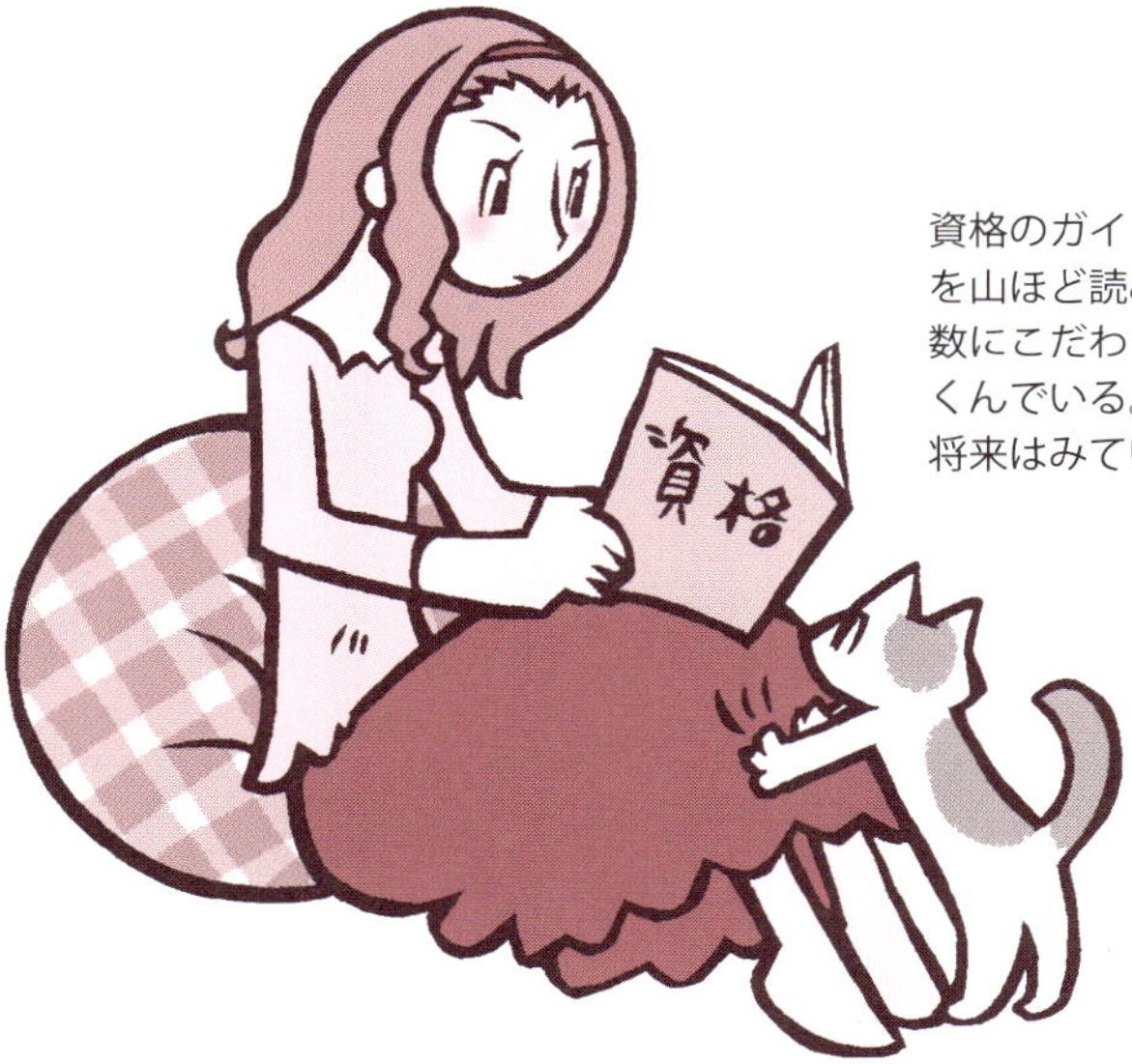

資格のガイドブックを山ほど読み、取得数にこだわってとりくんでいる。自分の将来はみていない

背景

- 想像力が弱い。資格はどれも、自分の将来に役立つと思いこんでいる
- 多動性。次から次へと目標を立てること自体が好き。資格の用途はよく考えていない
- 自己肯定感を求めている。試験に合格すると、それが自信になる
- コミュニケーション能力が低い。知識が身についても、それを言葉で表現できない

対応

資格に振り回され、進路をよく検討できていない場合には、進路変更を考えます。とくに、教職課程やインターンシップなどに進むことを考えていて、その分野に適性がない場合には、早めの見直しが必要です。

大学職員からひとこと

学生の希望する進路が、本人の苦手とする分野で、資格取得や就職活動がうまくいかないケースがあります。

そのような場合には、本人の気持ちの変化を待たず、家族や大学職員から進路変更を提案することも必要です。

意味を理解したうえでチャレンジしたい

資格をひとつとるためには、大変な努力が必要です。せっかくがんばるのなら、進路をよく考えたうえで、意味のある資格取得をめざしましょう。

自分にあった分野の資格であれば、試験で大失敗して、自信喪失するような事態は起きにくくなります。自信につながり、将来にもつながっていくのです。

就職課や外部機関に相談する

「社会人になるのだから、就職活動はひとりでがんばろう」と考えると、難しいこともひとりで背負いこみ、苦しい状況に陥りがちです。周囲に相談しながら活動しましょう。

ひとりでは越えがたい壁

現在の日本では、多くの学生が就職活動を通じて就職先をみつけています。エントリーシートや履歴書の作成、面接など、一定の形式にのっとった作業が求められます。発達障害のある学生がひとりでとりくむには複雑な作業です。

入社後の研修期間
長時間の最終面接
グループ面接
面接
筆記テスト・作文
履歴書の作成・送付
募集要項の確認
会社訪問
就職セミナー・説明会

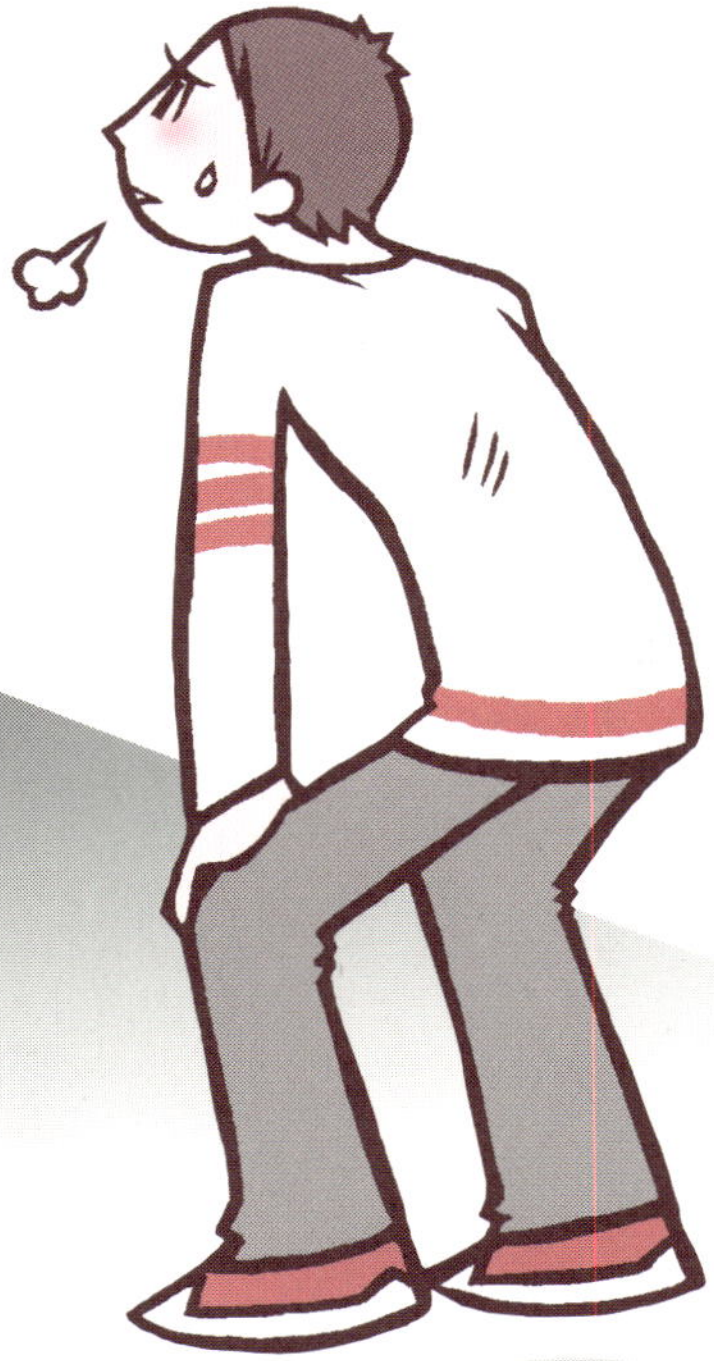

とりくみ方のわからない課題が山積みで、途方にくれてしまう学生もいる

就職活動が複雑化している。発達障害の有無にかかわらず、すべての学生が苦労している

発達障害への配慮を得るためには、大学職員や支援センターなどの協力が必要になる

サポート役を求める

筆記試験へのとりくみ方、面接の注意点などは、自分で考えてもわかりません。相談しやすい人にサポート役になってもらい、おりにふれてアドバイスを求めるようにします。

本人ができること

相談する

家族や相談窓口、就職課、外部の就労支援機関などに相談する。いっしょに活動してもらう

サポートを得て、壁を乗り越える

就職課へ

大学の就職関連窓口。発達障害やそれに関連する悩みを伝え、過去の支援事例やアドバイスなどを聞く。外部機関を紹介してもらう

相談すれば、支援が受けられる。支援を求めるのは甘えではなく、より充実した将来をつくるために必要なこと。少しでも困ったら相談を

発達障害者支援センターへ

発達障害の人への支援をおこなっている機関。相談すると、生活面のアドバイスや、地域の関連機関の情報が聞ける

障害者職業センターへ

各種障害への就労支援をおこなっている機関。発達障害専門ではない。就労面の相談にのってくれる。就職セミナーなどを実施している場合も

ハローワークへ

一般就労支援機関。求人情報が集まっている。地域によっては、コミュニケーションの苦手な若者に配慮しているところもある

若者サポートステーションへ

仕事について悩んでいる若者の支援をおこなう機関。障害の有無にかかわらず、相談にのってもらえる。ひきこもりからの脱却も支援してくれる

相談したほうが効率がよい

就職活動には、授業やサークル活動などでは学べない、特殊な知識や注意が必要です。たとえばエントリーシートの書き方やグループ面接の受け方などは、日常生活で学べることではありません。

発達障害特性の有無にかかわらず、どの学生も、周囲に相談しながら学び、活動を進めています。

企業研究や会社訪問など、学生が自分の判断でおこなうには難しいこともあるので、遠慮せずにどんどん相談しましょう。

チャレンジして失敗してから相談するよりも、早くアドバイスを聞いてとりくむほうが、効率がよくなります。

在学中から、本人にあう仕事を探す

就職活動は、本人がおこなうことです。家族や大学が代役をつとめることはできません。ただ、どんな仕事に適性があるか、アドバイスすることはできます。

よくある誤解

就職はできないと考える。卒業だけすればよいと言って、就労支援をしない

特性の周知や、就職活動への支援をおこなわず、本人が困るまで様子をみる

発達障害があると就職に不利だと考え、特性を隠して就職活動をさせる

できることならオープンに

特性を周知する。「○○系の作業は苦手」「△△の仕事を希望」という情報でもかまわない

対人関係支援の考え方

特性をふまえて職業適性を考える。日本には約３万種の仕事があり、必ず適職はある

ジョブ・マッチングを考える

就労支援でもっとも大切なのは「ジョブ・マッチング」。適性のある仕事を考え、そこに向けて支援していくことです。

適性を知るためには、特性理解が欠かせません。また、本人との相談も大切ですし、作業体験の様子などをみて、本人の行動力を知る過程も重要です。

各種機関と連携をとれば、職業適性検査（GATB）や職業興味検査（VPI）なども実施できます。適性がわかる検査です。

発達障害の特性と向き合うことで、本人にとっていちばんよい進路がみえてくるのです。

特性と向き合い、可能性を探る

適職を探すためには、特性への正しい理解が必要です。理解なしには目標設定も支援もできません。診断名の開示に抵抗がある場合は、特性を悩みとして伝達してもよいでしょう。

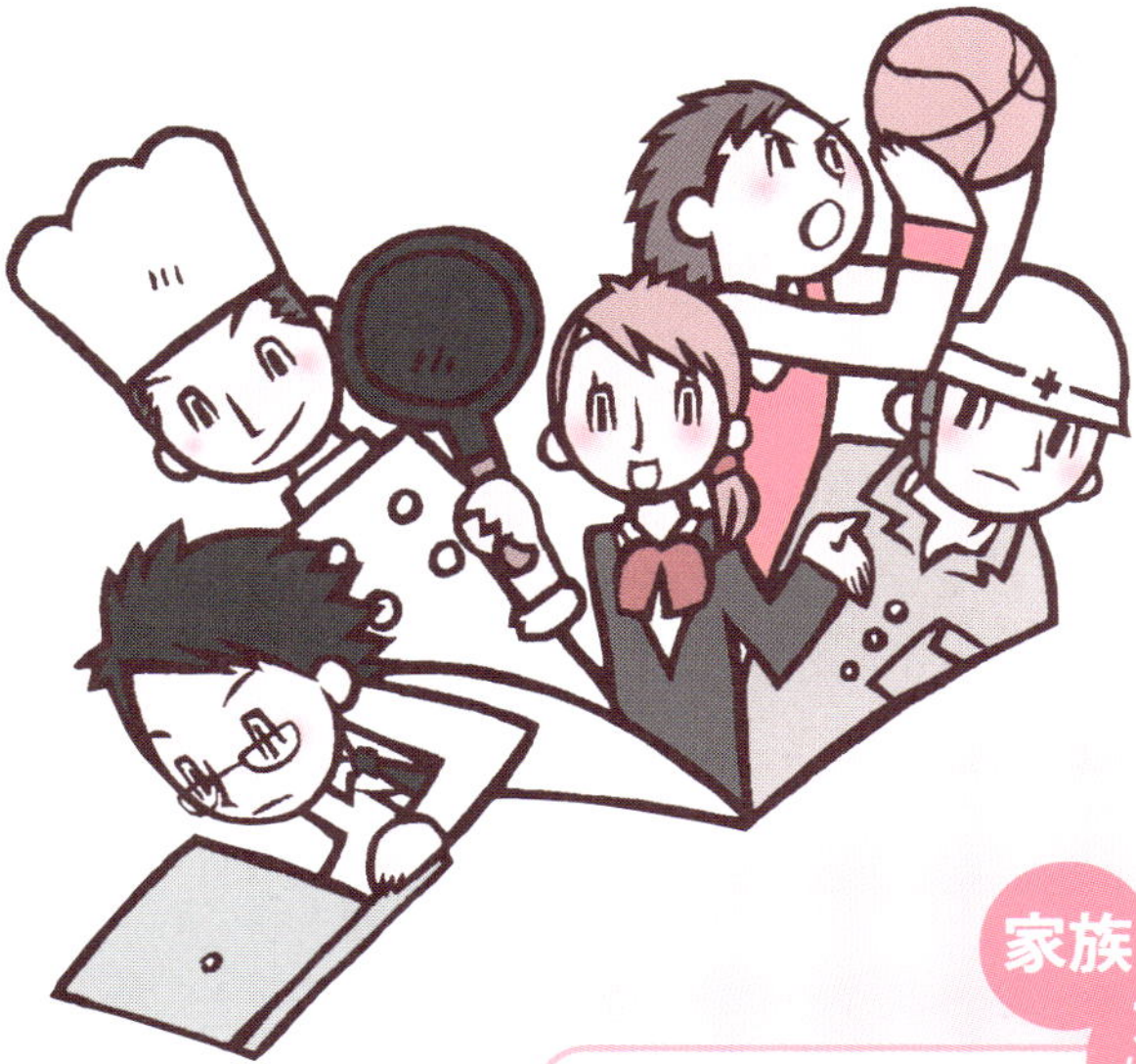

たくさんの職種があり、可能性は広がっている。それを知らせるだけでも違う

関係者全員で考える

本人の話を聞くだけでは、特性の全体像がわかりません。勉強やアルバイトの様子などをみて、理解を深めましょう。そのためには多くの人の協力が必要となります。

本人

医師

支援の輪を広げる

家族

就職課

支援機関

ネットワークを広げる

家族・大学ができること

早めに準備する

就職活動の流れを早めに伝える。ほかの人よりも多く時間をとって準備させる

手帳について説明

軽度知的障害がある場合、療育手帳をとって障害者就労することもできる。本人と相談を。専門学校や各種セミナーを利用して、特殊技能を身につけるという選択肢も

選択肢を増やす

多くの職種があることを説明。本人は知らない場合も。ヒントを与える

梅永雄二先生からひとこと

発達障害がある青年たちへの就労支援事例を、数多くみてきました。

私は、発達障害があることを就職課や勤務先にはっきり伝えたほうが、仕事への適応がよくなると考えています。

診断名を伝えることに抵抗があるのなら、特性だけでもかまいません。自分にあう仕事を探すために、なにを伝えればよいか考えてください。

Column

明星大学では支援プログラムを実施中

卒業後の自立をみすえた支援

明星大学では、発達障害の診断がある学生のために「ＳＴＡＲＴプログラム」という支援制度をもうけています。

発達障害のある学生が大学に慣れ、人間関係を築けるように支援するしくみです。講習やグループ活動などがおこなわれています。

もともとボランティア活動としてはじまり、いまも大学教職員とボランティアスタッフが運営を担当。試行的なとりくみです。

月に三回ほどグループで活動

ＳＴＡＲＴプログラムは、月に三回ほどのグループ活動を中心として実施されています。

毎回、数人で集まって、話し合いやリラクゼーション体操などをします。時期によっては文化祭の準備活動などもおこない、交流を深めています。

集団行動のなかで、教職員やスタッフからアドバイスを受けながら、ライフスキルが学べます。自己理解のチャンスであり、仲間との出会いの場にもなっています。

START プログラム

START は Survival skills Training for Adaptation, Relationship, Transitionの略。大学への適応・人間関係の構築・卒業への移行のために、困難への対処を練習するプログラム

活動内容の例

90 分間でクイズ、ストレッチ、運動を実施。グループ活動を経験する

大学生活で起きやすいトラブルについて話し合う。具体的に学び、参考にする

文化祭の準備活動。道具を買うための費用や手順などを確認、実際に作業もする

■監修者プロフィール

佐々木正美（ささき・まさみ）

1935 年、群馬県生まれ。児童精神科医。新潟大学医学部を卒業後、ブリティッシュ・コロンビア大学、小児療育相談センター、ノースカロライナ大学、川崎医療福祉大学などで子どもの精神医療に従事。専門は児童青年精神医学。監修書に『健康ライブラリー　イラスト版　アスペルガー症候群のすべてがわかる本』（講談社）など。

梅永雄二（うめなが・ゆうじ）

1955年、福岡県生まれ。早稲田大学教育・総合科学学術院教授、教育学博士、臨床心理士。慶応大学文学部を卒業後、筑波大学、障害者職業総合センター、ノースカロライナ大学医学部 TEACCH 部留学、明星大学、宇都宮大学などをへて、現職。専門は発達障害者の就労支援。編著書に『青年期自閉症へのサポート』（岩崎学術出版社）など。

編集協力
オフィス 201

カバーデザイン
小林はるひ
（スプリング・スプリング）

カバーイラスト
山本正明

本文デザイン
南雲デザイン

本文イラスト
めやお

こころライブラリー　イラスト版

大学生《だいがくせい》の発達障害《はつたつしようがい》

2010 年 2 月25日　第 1 刷発行
2018 年 8 月24日　第 7 刷発行

監修　佐々木正美（ささき・まさみ）
　　　梅永雄二（うめなが・ゆうじ）

発行者　渡瀨昌彦

発行所　株式会社 講談社
東京都文京区音羽 2 丁目-12-21
郵便番号　112-8001
電話番号　編集　03-5395-3560
　　　　　販売　03-5395-4415
　　　　　業務　03-5395-3615

印刷所　凸版印刷株式会社

製本所　株式会社若林製本工場

N.D.C.493　98p　21cm

ISBN978-4-06-278962-2

■取材協力・資料提供（所属は取材当時）

岩田淳子（成蹊大学文学部准教授・学生相談室カウンセラー）
宇都宮大学・梅永ゼミ
川崎医療福祉大学エクステンションセンター
小貫悟（明星大学人文学部准教授）
佐藤克敏（京都教育大学発達障害学科准教授）
高橋知音（信州大学教育学部准教授）
中根伸二（大学カウンセラー・臨床心理士）
西村優紀美（富山大学保健管理センター准教授　トータルコミュニケーション支援室　発達障がい支援チーフ）
村山光子（明星大学学生課長・総合健康センター課長）
山田順子（東京家政学院大学准教授）
早稲田大学学生部・早稲田大学保健センター

■参考文献

独立行政法人国立特殊教育総合研究所編著
『大学における支援体制の構築のために
発達障害のある学生支援ガイドブック
―確かな学びと充実した生活をめざして―』（ジアース教育新社）

独立行政法人国立特別支援教育総合研究所編著
『発達障害のある学生支援ケースブック
―支援の実際とポイント―』（ジアース教育新社）

橋本和明編著『発達障害と思春期・青年期
生きにくさへの理解と支援』（明石書店）

『教職員のための障害学生修学支援ガイド　平成 21 年 10 月』
（独立行政法人日本学生支援機構学生生活部特別支援課）

『共同研究　研究報告書　高等教育機関における発達障害のある学生に対する支援に関する研究
―評価の試みと教職員への啓発―（平成 19 年度－平成 20 年度）』
（独立行政法人国立特別支援教育総合研究所）